Schlafen

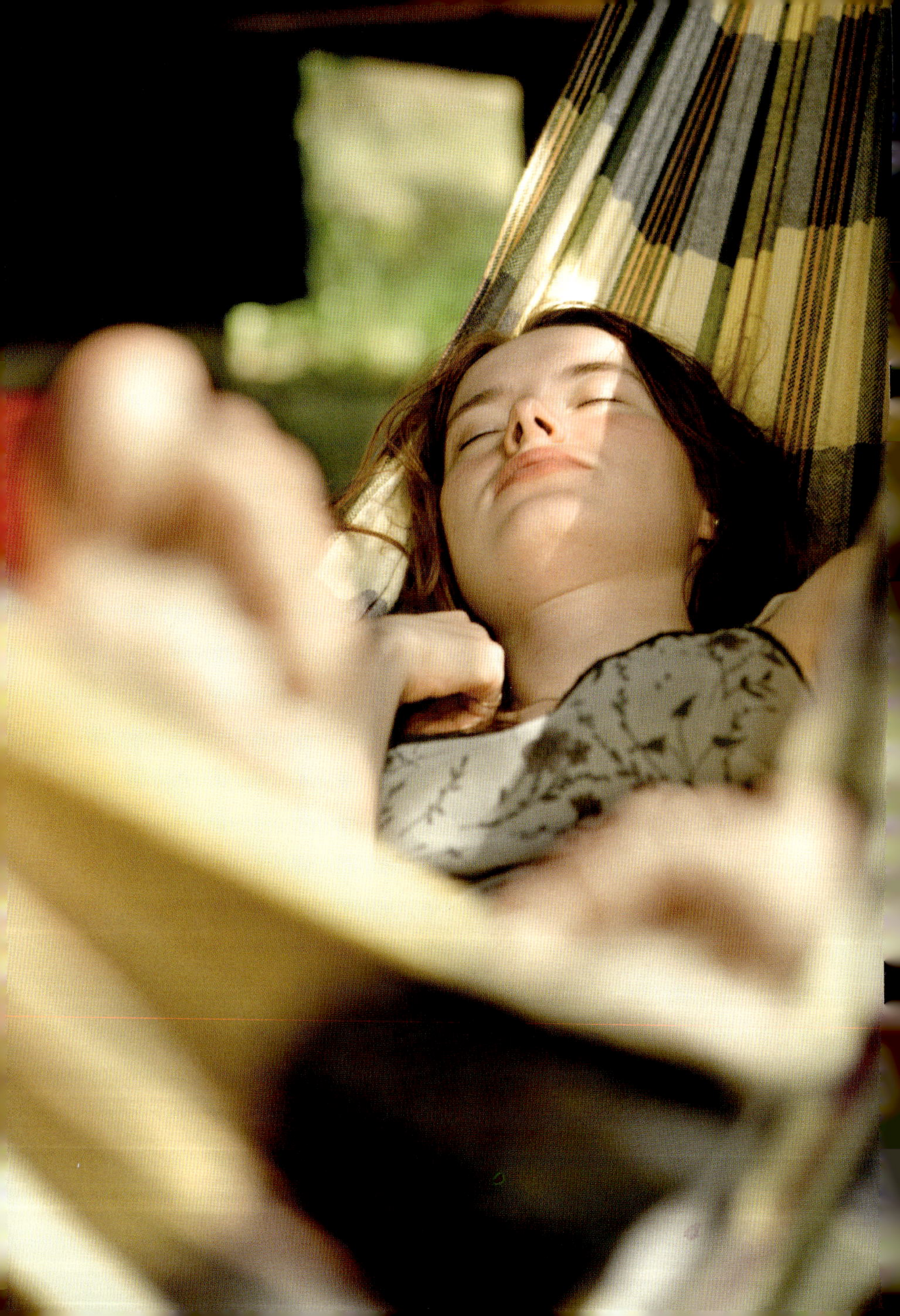

Schlafen

Antworten auf die wichtigsten Fragen

Dr. Renata L. Riha

Dorling Kindersley

DORLING KINDERSLEY
London, New York, Melbourne, München und Delhi

DORLING KINDERSLEY
Redaktion Tom Broder
Bildredaktion Nicola Rodway
Cheflektorat Adèle Hayward
Chefbildlektorat Nick Harris
DTP-Design Traci Salter
Herstellung Clare McLean
Art Director Peter Luff
Programmleitung Corinne Roberts

DK INDIEN
Lektorat Depali Singh
Projektbetreuung Rohan Sinha
Redaktion Ankush Saikia, Aakriti Singhal
Projektgestaltung Romi Chakraborty
DTP-Koordination Pankaj Sharma
DTP-Design Balwant Singh, Sunil Sharma
Programmleitung Aparna Sharma

Für die deutsche Ausgabe:
Programmleitung Monika Schlitzer
Projektbetreuung Kerstin Uhl
Herstellungsleitung Dorothee Whittaker
Herstellung Anna Strommer

Bibliografische Information Der Deutschen Bibliothek
Die Deutsche Bibliothek verzeichnet diese Publikation in der Deutschen Nationalbibliografie; detaillierte bibliografische Daten sind im Internet über http://dnb.ddb.de abrufbar.

Titel der englischen Originalausgabe: Sleep Q & A

Übersetzung Susanne Janschitz
Redaktion Dr. Doortje Cramer-Scharnagl
Satz Anke Buschkamp, Typografika

ISBN: 978-3-8310-1110-0

Printed and bound in China by Hung Hing

Besuchen Sie uns im Internet
www.dk.com

Hinweis
Die Informationen und Ratschläge in diesem Buch sind von den Autoren und vom Verlag sorgfältig erwogen und geprüft, dennoch kann eine Garantie nicht übernommen werden.
Eine Haftung der Autoren bzw. des Verlags und seiner Beauftragten für Personen-, Sach- und Vermögensschäden ist ausgeschlossen.

Vorwort

»Schlaf ist wie guter Sex, wir brauchen ihn und wir wollen ihn.« So beschreibt das US-Magazin Forbes den Stellenwert des Schlafes Anfang des 21. Jahrhunderts. Es wird Zeit, dass wir uns wieder mehr um unseren Schlaf kümmern.

Obwohl der Schlaf statistisch gesehen in den letzten 100 Jahren ca. zwei Stunden kürzer geworden ist und Schlafstörungen und die Müdigkeit zunehmen, gehen noch viel zu wenig Betroffene genau aus diesem Grund zum Arzt. Ein Weg, dies zu ändern ist, die Ärzteschaft fortzubilden. Der andere Weg ist, die Bevölkerung über den gesunden und gestörten Schlaf aufzuklären. Die Deutsche Gesellschaft für Schlafforschung und Schlafmedizin (DGSM) hat eine Kommission Forum Selbsthilfe ins Leben gerufen, um zusammen mit den Betroffenenverbänden dem Thema in Deutschland mehr Gewicht zu verleihen. Dabei ist die Hilfe zur Selbsthilfe ein wichtiger Ansatzpunkt. Aufklärungskampagnen, Patientenveranstaltungen und Foren sind hier mögliche Formen der Kommunikation.

Ein gutes Buch, ein Ratgeber, eine andere Form. Dr. Renata Riha hat in hervorragender Weise verstanden diejenigen Fragen zusammenzustellen und zu beantworten, die nicht nur Betroffene bewegen, sondern auch interessierte gesunde Schläfer. Das Buch lässt die gezielte Suche nach Antworten zu, erlaubt aber auch einfach das Studieren der Materie Schlaf.

Wir hoffen, dass dieses Buch dazu beitragen wird, den Schlaf noch mehr als bisher in den Fokus der Aufmerksamkeit zu bringen.

Dr. med. Ingo Fietze
Geschäftsführender Vorsitzender der Deutschen Gesellschaft für Schlafforschung und Schlafmedizin (DGSM)

Prof. as. Joseph Wirth
Vorsitzender der Kommission Forum Selbsthilfe der DGSM

Inhalt

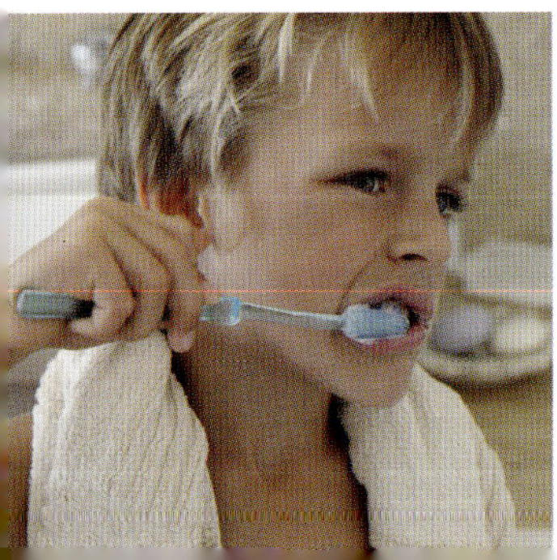

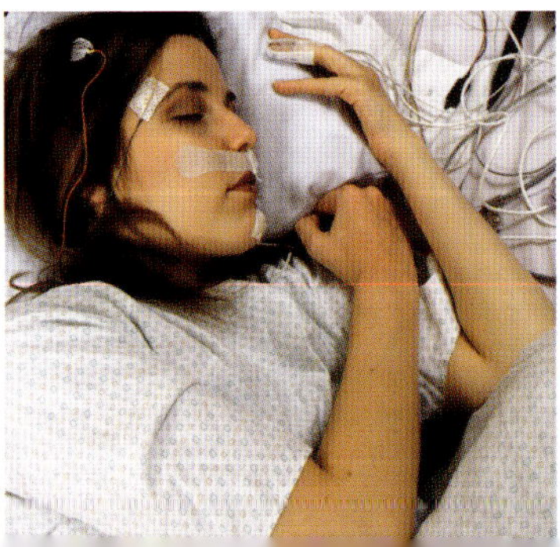

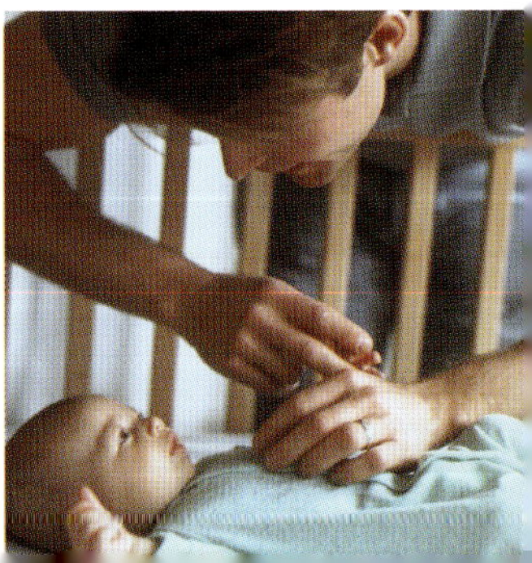

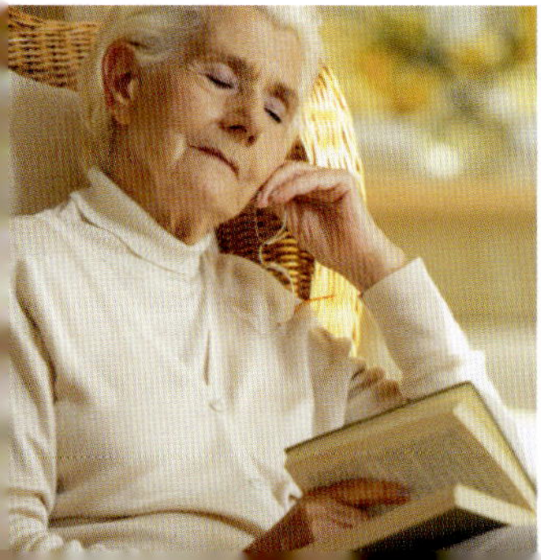

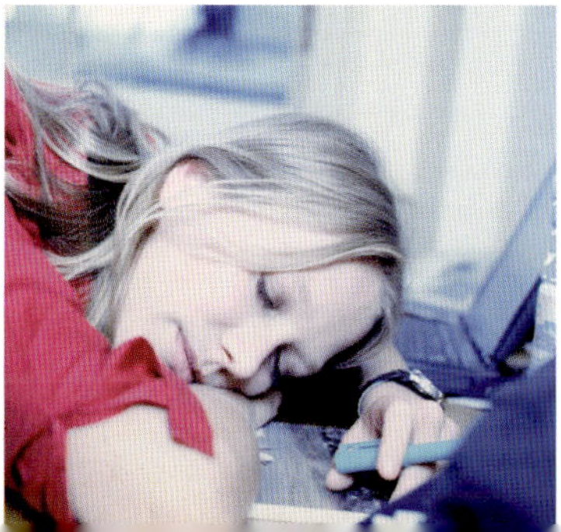

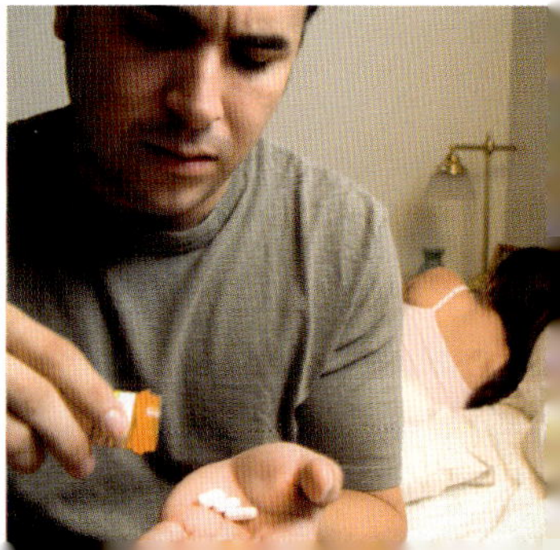

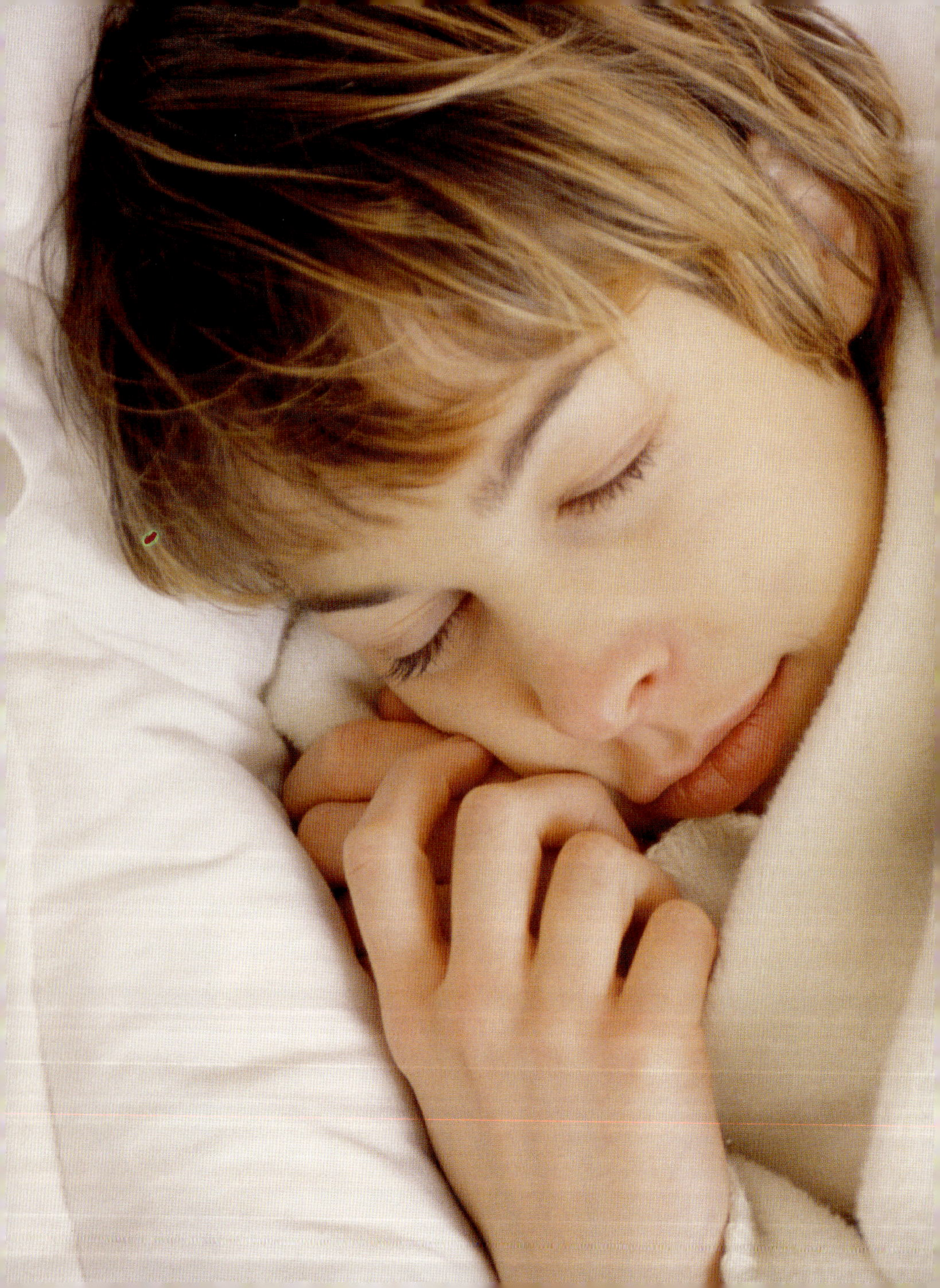

Die Grundlagen

Rund ein Drittel unseres Lebens bringen wir schlafend zu, aber noch immer weiß niemand genau, warum wir eigentlich schlafen. Fest steht, dass wir ausreichend guten Schlaf benötigen, um im Wachzustand leistungsfähig zu sein. Wie und wie lange wir schlafen, verändert sich im Lauf der Jahre je nach Gesundheitszustand und Umgebung. Die wichtigsten Erkenntnisse über den normalen Schlaf bei Erwachsenen sind hier zusammengefasst.

Die Rhythmik des Schlafs

Ⓕ Was ist Schlaf überhaupt?

Jeder schläft, aber niemand kann den Zustand genau definieren. Vielleicht trifft die Zusammenfassung des Forschers Robert McNish in seinem Buch *Die Philosophie des Schlafs* (1834) es am besten: »Schlaf ist das Zwischenstadium zwischen Wachheit und Tod; Wachheit bezeichnet dabei die Aktivität aller körperlichen und geistigen Funktionen, Tod das komplette Aussetzen dieser Funktionen«. Im Schlaf ist unsere Wahrnehmung abgeschaltet und wir reagieren vorübergehend nicht auf unsere Umwelt. Im Schlaf laufen jedoch Prozesse ab, die unseren Körper und unser Verhalten beeinflussen.

Ⓕ Wozu brauchen wir Schlaf?

Schlaf spielt für unsere Gesundheit eine wichtige Rolle. Schlafmangel kann zu vielfältigen gesundheitlichen Problemen führen, etwa das Immunsystem, die Herzfunktion, den Kreislauf und den Hormonhaushalt beeinträchtigen. Schlechter oder ungenügender Schlaf kann die Leistungsfähigkeit im Wachzustand einschränken, tagsüber zu starker Schläfrigkeit führen und Gedächtnisstörungen hervorrufen.

Ⓕ Wie viel wissen wir über den Schlaf?

Die Schlafforschung ist ein relativ junger Forschungszweig und steckt noch in der Entwicklung. Über einige Schlafstörungen ist sehr viel bekannt, über andere dagegen noch viel zu wenig. Oft sind die Antworten auf ganz einfache Fragen zum Schlaf höchst komplex oder es gibt gar keine. Studien zum Schlafverhalten sind im Gegensatz zu anderen medizinischen Teilbereichen ein relativ neues Forschungsgebiet.

Ⓕ Wie lange wird der Schlaf bereits untersucht?

Die Erforschung des Schlafs und der Schlafstörungen ist eine recht neue Forschungsrichtung in der Medizin. 1875 erforschte man mithilfe der Elektroenzephalographie (EEG) durch Messungen der Gehirnströme die Unterschiede der Gehirnaktivität bei schlafenden und wachen Hunden. 1880 wurden die klassischen Symptome der Narkolepsie (siehe S. 55) beschrieben. Weitere Studien folgten Anfang des 20. Jahrhunderts. Die verschiedenen Schlafphasen wurden erstmals um 1950 in den USA bestimmt. 1964 entstanden die ersten Kliniken für Narkoleptiker und 1981 setzte man erstmals das CPAP-Verfahren als Behandlung von Schlafapnoe (siehe S. 58–61) ein.

WAS SIND ZIRKADIANE RHYTHMEN?

Unsere zirkadiane Rhythmik ist unsere innere Uhr; sie regelt die Aktivität unserer Zellen und Organe im Verlauf eines Tages (24 Stunden). Das Wort zirkadian bedeutet »während eines Tages«. Die zirkadianen Rhythmen beeinflussen die Körpertemperatur, die Hormonproduktion (etwa des Cortisols, eines wichtigen Stresshormons) sowie den Schlaf. Jeder Rhythmus wirkt sich auf die anderen aus. Abgeschnitten von der Umwelt (ohne Tageslicht, Uhren usw.) funktioniert unsere innere Uhr in einem etwas längeren Tageszyklus als sonst: Ein Tag ist für uns etwa 24 Stunden und 40 Minuten lang.

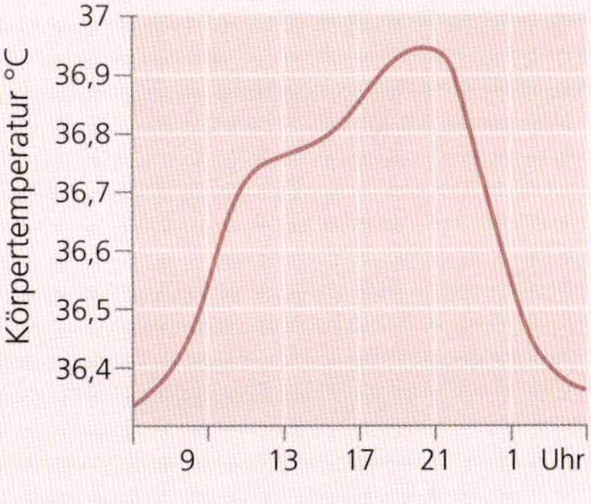

KÖRPERTEMPERATUR UND SCHLAF *Die zirkadianen Rhythmen unseres Körpers bestimmen Anstieg und Sinken der Körpertemperatur im Laufe eines Tages. Am leichtesten können wir einschlafen, wenn die Temperatur fällt.*

F Was ist der Schlaf-Wach-Rhythmus?

Der Schlaf-Wach-Rhythmus ist der Wechsel zwischen dem Wachzustand und dem Schlaf. Eine Theorie besagt, dass die Dauer unseres Schlafs davon abhängt, wie lange wir vorher wach bleiben. Je länger man auf ist, desto müder und schläfriger wird man und desto länger schläft man wahrscheinlich, bis der Körper wieder seinen normalen Level erreicht. Andere Forscher meinen, es gibt einen gesonderten Schlaf-Wach-Rhythmus, der nach eigenen Regeln funktioniert, aber auch mit den zirkadianen Rhythmen in Verbindung steht. Es gibt daneben noch etliche weitere Theorien darüber, warum und wie wir schlafen und wodurch der Schlaf hauptsächlich ausgelöst wird.

F Welche Rolle spielt das Cortisol für unseren Schlaf-Wach-Rhythmus?

Mit dem Hormon Cortisol reagiert unser Körper auf Stress. Es gibt einen eigenen zirkadianen Rhythmus, in dem der Cortisolpegel im Blut im Tagesverlauf an- und absteigt. Nachts, im tiefen Slow-Wave-Schlaf (siehe S. 17), sind die Werte am niedrigsten; frühmorgens vor dem Sonnenaufgang am höchsten. Der Körper ist also schon auf Aktivität eingestellt, bevor man aufsteht.

F Welche Rolle spielt die Körpertemperatur bei der Regulierung des Schlafs?

Am ehesten schläft man während der Zeit ein, wenn die Körpertemperatur sinkt (siehe S. 11). Ein zweiter Höhepunkt der Schläfrigkeit ist der Nachmittag, wo man gerne ein Nickerchen macht. Der Schlaf endet, wenn die Körpertemperatur ansteigt.

F Ist die Umgebungstemperatur für den Schlaf wichtig?

Normalerweise schläft man in einem etwas kühleren Raum besser ein als in einem wärmeren, denn das entspricht dem natürlichen Absinken der Körpertemperatur. Extreme Temperaturen behindern den Schlaf jedoch.

F Welche Gehirnregionen sind für unseren Schlaf wichtig?

Die Gehirnregion, die für die Regulation des Schlafprozesses von zentraler Bedeutung ist, ist das sogenannte Aufsteigende Retikuläre Aktivierende System (ARAS). Seine zahlreichen Nervenzellen sind zuständig für die Steuerung unseres Wachzustands. Schalten sich die ARAS-Neuronen ab, nimmt unsere Wachheit ab. Das ARAS funktioniert in ständigem Zusammenspiel mit anderen Gehirnbereichen, die unseren Schlaf regulieren. Weitere Schlafregulationszentren liegen u. a. im Thalamus, der Medulla oblongata, in der Brücke, in der Zirbeldrüse, im Rückenmark und im Hypothalamus; dazu gehört auch der Suprachiasmatische Nukleus (SCN).

F Wozu dient der Suprachiasmatische Nukleus (SCN)?

Der Suprachiasmatische Nukleus ist eine Gehirnregion, die aus vielen Nervenzellen besteht und für unseren zirkadianen Rhythmus verantwortlich ist. Er funktioniert helligkeitsabhängig und ruft bei Licht durch eine hohe Aktivität seiner Nervenzellen Wachheit hervor. Die Neuronen des SCN sind mit vielen anderen Gehirnbereichen verbunden, etwa mit dem Thalamus. Außerdem steuert der SCN die Melatoninausschüttung der Zirbeldrüse (siehe S. 18).

F Welche Rolle spielen Licht und Dunkelheit für die Schlafregulation?

Das Licht aktiviert spezielle Rezeptorzellen in der Netzhaut des Auges, die ihrerseits auf den Suprachiasmatischen Nukleus (SCN) einwirken. Der wiederum ist verbunden mit anderen Gehirnbereichen, die den Schlaf-Wach-Rhythmus regulieren, darunter die Zirbeldrüse, die das Melatonin produziert. Sind wir im Hellen, werden wir wacher; im Dunkeln werden wir eher schläfrig. Insofern spielt das Licht eine wichtige Rolle für unsere Wachheit und auch für das Funktionieren unserer inneren Uhr.

WIE WIRD DER SCHLAF UNTERSUCHT UND GEMESSEN?

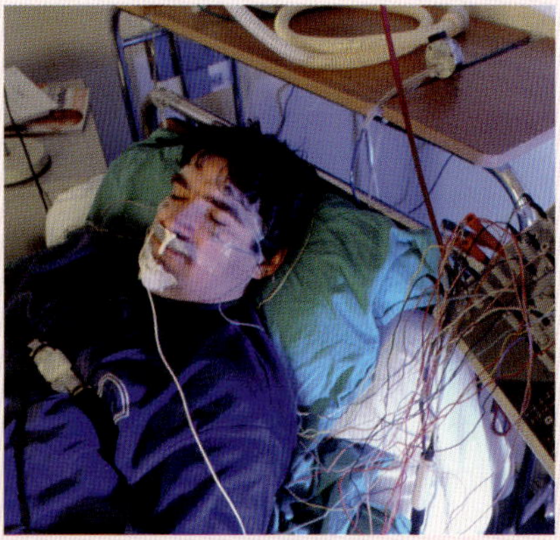

Schlafmediziner, Medizintechniker und Schlafforscher arbeiten mit der sogenannten Polysomnografie (PSG), um aufzuzeichnen, wie jemand schläft, Schlafstörungen zu diagnostizieren und um zu untersuchen, wie sich gesunder von ungesundem Schlaf unterscheidet. Die PSG wird normalerweise in Schlaflabors durchgeführt, die entweder Kliniken oder Forschungslabors angeschlossen sind.

Um Signale einer schlafenden Person aufzuzeichnen, bedarf es modernster Technik. Ein Elektroenzephalograf (EEG) zeichnet die Gehirnströme auf. Ein Elektrookulograf (EOG) verzeichnet die Augenbewegungen und ein Elektromyograf (EMG) die Muskelaktivität. Weitere Geräte sammeln Informationen über die Atmung, z. B. den Luftstrom durch Nase und Mund und den Sauerstoff- und CO_2-Gehalt im Blut. Ein Elektrokardiogramm (EKG) zeichnet u. a. die Pulsfrequenz und den Herzrhythmus auf. Elektroden auf den Arm- bzw. Beinmuskeln verzeichnen zusammen mit einem Gerät, das die Körperposition misst, die Körperbewegungen.

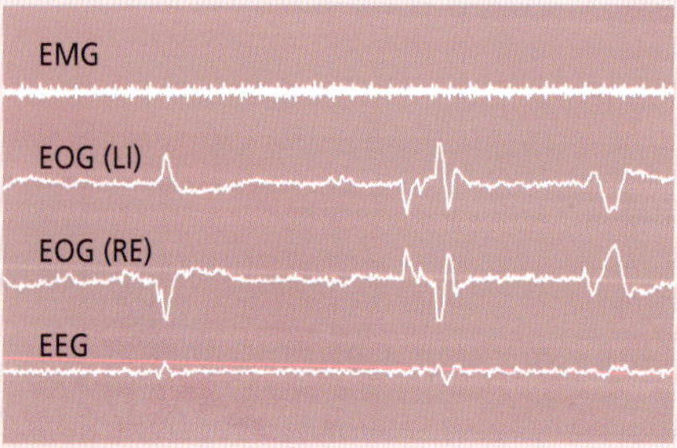

DEN SCHLAF BEOBACHTEN *Diese Grafik des REM-Schlafs zeigt die typischen schnellen Augenbewegungen (EOG), die niedrige Muskelspannung (EMG) und das charakteristische Muster der Gehirnströme (EEG). Beim REM-Schlaf haben wir »einen aktiven Geist in einem gelähmten Körper« und wachen oft dabei oder kurz danach auf.*

Die Schlafphasen

Ⓕ Gibt es verschiedene Schlafphasen?

Es gibt beim gesunden Schlaf zwei Phasen: den Non-REM-Schlaf (*non-rapid eye movement*) und den REM-Schlaf (*rapid eye movement*). Beide wechseln sich normalerweise zyklisch ab; beim Einschlafen durchlaufen wir den Non-REM-Schlaf und etwa alle 90 bis 110 Minuten tritt eine REM-Schlaf-Periode ein. Junge Erwachsene durchlaufen vier bis fünf REM-Perioden pro Nacht.

Ⓕ Was ist der Non-REM-Schlaf genau?

Zum Non-REM-Schlaf zählt man sowohl den leichten Schlaf als auch tiefen Schlaf mit niedriger Gehirnwellenfrequenz (Slow-Wave-Schlaf). Man unterteilt ihn in vier Stadien. Die ersten beiden sind der leichte Schlaf, die letzten beiden der Schlaf mit niedrigfrequenten Gehirnströmen. Die vier Stadien geben auch Aufschluss über die Tiefe des Schlafs. In Stadium 1 ist man noch leicht aufzuwecken, in Stadium 4 befindet man sich im Tiefschlaf. Der Non-REM-Schlaf ist quasi ein Zustand mit »relativ inaktivem, aber aktiv regulierendem Gehirn in einem beweglichen Körper«.

Ⓕ Was ist der REM-Schlaf genau?

Im REM-Schlaf finden wir deutliche Gehirnaktivität bei niedrigster Muskelspannung, das heißt, unsere Muskeln sind wie gelähmt mit Ausnahme der Augenmuskeln, des Zwerchfells (wegen der Atmung) und des Herzens. Im REM-Schlaf zucken unsere Augen phasenweise stark. Dann träumen wir. Wenn man jetzt aufgeweckt wird, kann man sich in rund 80 Prozent der Fälle noch lebhaft erinnern, was man geträumt hat. Am besten stellen Sie sich den REM-Schlaf als einen Zustand mit »höchst aktivem Gehirn in einem quasi gelähmten Körper« vor.

Ⓕ **Ist es normal, beim Einschlafen gleich mit einer REM-Phase zu beginnen?**

Außer unter besonderen Bedingungen – zum Beispiel nach längerem Schlafentzug – ist es für Erwachsene nicht normal, gleich in REM-Schlaf zu fallen. Kinder bis zu ungefähr 3 Monaten tun dies dagegen meistens. Erst im Alter zwischen 3 und 6 Monaten ist der Non-REM-Schlaf bei Kindern das erste Mal eindeutig nachweisbar.

Ⓕ **Welche Schlafphasen durchläuft ein Erwachsener?**

Der Schlaf läuft zyklisch ab. Der erste Zyklus beginnt mit leichtem Non-REM-Schlaf im Stadium 1. Im Stadium 2 sind wir bereits schwerer aufzuwecken. Diese Phase dauert ungefähr 10–25 Minuten. In den Stadien 3 und 4 des Non-REM-Schlafs werden unsere Gehirnströme langsamer. Das dauert im ersten Zyklus 20–40 Minuten. Nach 5–10 Minuten im 4. Stadium (Tiefschlaf mit Slow-Wave-Gehirnströmen) bewegen wir uns wieder mehr und der Schlaf wird leichter; das leitet den ersten REM-Schlaf dieser Nacht ein, der meist etwa 1–5 Minuten dauert.

Ⓕ **Wie lange dauern die einzelnen Schlafzyklen?**

Während des nächtlichen Schlafs wechseln Non-REM- und REM-Phasen sich ab. Bei Erwachsenen dauert der erste Schlafzyklus 70–100 Minuten und die weiteren Zyklen etwa 90–120 Minuten. Im ersten Drittel der Nacht dauert der tiefe Slow-Wave-Schlaf am längsten; im letzten Drittel treten die längsten REM-Phasen auf. Deshalb wachen wir morgens meist aus einem Traum oder kurz danach auf.

Ⓕ **Wovon werden die Schlafphasen bestimmt?**

Die Dauer des Non-REM-Schlafs hängt davon ab, wie man einschläft, wie lange man wach war und wie lange man insgesamt schläft. Der REM-Schlaf ist abhängig von der inneren Uhr und den zirkadianen Schwankungen der Körpertemperatur. Beides verändert sich mit dem Alter.

Ⓕ **Was passiert in den Slow-Wave-Schlafphasen?**

Im Slow-Wave-Schlaf (Stadium 3 und 4) wird vermehrt Wachstumshormon ausgeschüttet und rund 70 Prozent dieses Hormons wird auch in dieser Phase produziert. Dieser tiefe Schlaf tritt verstärkt in Wachstumsphasen (Kindheit bis junge Erwachsenenjahre), in der Schwangerschaft und in der Stillzeit (aufgrund des Hormons Prolaktin) auf; außerdem bei Krankheit und Entzündungen (aufgrund einer erhöhten Produktion bestimmter Entzündungsmediatoren, der sogenannten Zytokine). Je weniger lang der Slow-Wave-Schlaf im Alter dauert, desto weniger Wachstumshormon wird ausgeschüttet. Dadurch neigt der Körper dazu, Fettpolster anzulegen, und die Muskelmasse und -kraft sowie die sportliche Leistungsfähigkeit nehmen ab.

Ⓕ **Wirkt es sich auf die Schlafphasen aus, wann ich zu Bett gehe?**

Ja. Wer das Schlafengehen bis in die frühen Morgenstunden aufschiebt, erlebt mehr REM-Schlaf. In diesem Fall kann es auch sein, dass man gleich in den REM-Schlaf fällt, statt wie sonst mit Non-REM-Schlaf zu beginnen.

Ⓕ **Wieso erschrickt man manchmal im Schlaf?**

Viele Menschen haben beim Einschlafen schon einmal ein plötzliches Zusammenzucken erlebt, das sie als unangenehm empfinden. Diese nächtlichen Muskelzuckungen können mit lebhaften Bildern einhergehen, die vor dem inneren Auge ablaufen, etwa dem Gefühl zu fallen. Das ist aber völlig normal, man nennt es Myoklonie. Bei Stress oder unregelmäßigem Schlaf können die Myoklonien häufiger und stärker auftreten. Allgemein nimmt man einen Zusammenhang an mit dem Einschlafen gleich im REM-Schlaf, wie es in früher Kindheit auftritt.

Hormone und Botenstoffe

Ⓕ Was ist Melatonin?

Melatonin ist ein Hormon, das von der Zirbeldrüse produziert wird. Es spielt eine zentrale Rolle für unseren zirkadianen Rhythmus, wird aus der Aminosäure Tryptophan gebildet und seine Ausschüttung wird geregelt vom Suprachiasmatischen Nukleus (siehe S. 13). Wie viel Melatonin der Körper produziert, hängt davon ab, wie lange wir dem Tageslicht ausgesetzt sind, nicht aber von der Schlafdauer.

Ⓕ Welche Rolle spielt das Melatonin für unsere Schlafregulierung?

Das Melatonin fördert den Schlaf und wird bald nach Sonnenuntergang ausgeschüttet, damit wir nachts schlafen können. Am meisten Melatonin wird zwischen Mitternacht und 2 Uhr morgens produziert, danach geht die Produktion zurück und bleibt den Tag über niedrig. Das Hormon trägt dazu bei, die Körperkerntemperatur zu senken, was uns zusätzlich schläfrig macht. Doch man kann auch bei niedrigem Melatoninpegel einschlafen. Menschen, denen die Zirbeldrüse entfernt wurde, haben nur minimale Schlafprobleme.

Ⓕ Hat das Melatonin noch weitere Effekte?

Im Labor fand man heraus, dass Melatonin als Antioxidans wirkt und das Wachstum spezieller Krebszellen hemmt. Außerdem wirkt es entzündungshemmend. Als Medikament eingenommen, senkt es die Pegel der weiblichen Hormone Progesteron und Östradiol und steigert die Ausschüttung von Prolaktin. In manchen Fällen spricht der Körper auch weniger gut auf Insulin an, was zu einem erhöhten Blutzuckerspiegel führt.

WEITERE STOFFE, DIE DEN SCHLAF BEEINFLUSSEN

Der Schlaf-Wach-Rhythmus wird im Gehirn und im Zentralen Nervensystem von zahlreichen Neurotransmittern und Hormonen geregelt. Hier die wichtigsten Funktionen:

Noradrenalin/ Adrenalin	Stresshormone; fördern, verstärken oder verlängern den Wachzustand.
Dopamin	Regt die Großhirnrinde an und ist wichtig für die Steuerung von Bewegungen und Reaktionen.
Acetylcholin	Aktiviert die Hirnrinde und verstärkt die Wachheit. Im Wachzustand und im REM-Schlaf sind die Werte am höchsten.
Histamin	Regt im Wachzustand die Hirnrinde an.
Orexin	Fördert die Wachheit, verhindert den Schlaf, auch den REM-Schlaf; regt den Energiestoffwechsel an, reguliert den Appetit.
Glutamat	Regt das Zentrale Nervensystem an und aktiviert die Großhirnrinde. Für unseren Wachzustand unentbehrlich.
GABA (Gamma-aminobuttersäure)	Verhindert den Wachzustand; Schlafmittel stärken die Aktivität von GABA und erzeugen so Schläfrigkeit und Dämmerzustände.
Galanin	Verhindert den Wachzustand.
Adenosin	Leitet den Schlaf ein und wird durch Koffein blockiert. Tagsüber steigt der Pegel an, im Schlaf sinkt er.
Serotonin	Wirkt beruhigend; kann Gehirn und Körper auf den Tiefschlaf vorbereiten, indem es die anregenden Mechanismen hemmt.
Insulin	Pegel steigt tagsüber bei Nahrungsaufnahme an; kann anschließend zum Einschlafen führen.

Weitere Stoffe, die im Zusammenspiel helfen, den Schlaf zu regulieren, sind Prostaglandin, Cholecystokinin, Peptidhormone und Zytokine.

Mythos »Jeder Mensch braucht täglich rund acht Stunden Schlaf.«

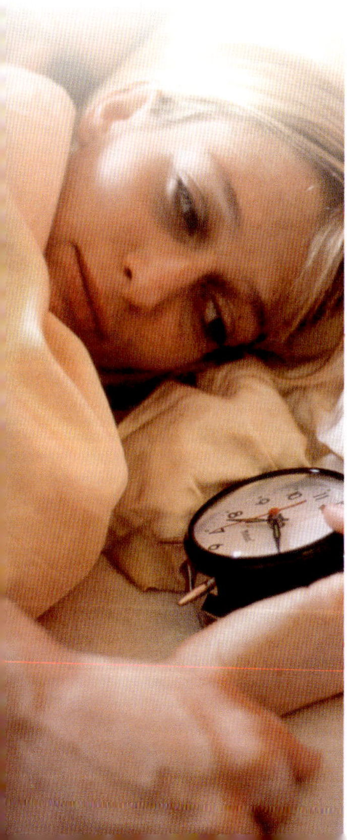

Wahrheit Man nimmt an, dass ein Erwachsener im Schnitt sieben bis acht Stunden Schlaf täglich braucht, doch es gibt erhebliche individuelle Unterschiede, die abhängig vom Alter, der genetischen Disposition und der körperlichen und geistigen Aktivität sind. Manchen Menschen reichen nur vier Stunden Schlaf (wie von Napoleon Bonaparte überliefert ist), andere brauchen neun bis zehn Stunden täglich, um tagsüber leistungsfähig zu sein (so wie Albert Einstein).

Die Schlafdauer

F Wovon hängt es ab, wie viel Schlaf ich benötige?

Zahlreiche Faktoren bestimmen, wie viel Schlaf unser Körper braucht, darunter die Zeit, die wir wach sind, genetische Einflüsse, unser Alter und unsere zirkadiane Rhythmik. Diese Faktoren unterscheiden sich von Mensch zu Mensch: Darum brauchen manche Menschen mehr Schlaf und die Schlafzeit verändert sich mit zunehmendem Alter.

F Welche Rolle spielen das Alter und der Alterungsprozess für den Schlaf?

Die Schlafmuster verändern sich mit zunehmendem Alter ganz erheblich. Kinder bis zu einem Jahr können direkt in den REM-Schlaf fallen und bei Neugeborenen dauert ein Non-REM-/REM-Zyklus nur 50–60 Minuten. Bei Kindern ist der Anteil des Slow-Wave-Schlafs am höchsten, er geht aber zwischen 10 und 20 Jahren um bis zu 40 Prozent zurück. Im Teenageralter verbringen wir 20–25 Prozent der Schlafenszeit im REM-Schlaf. Im Alter kann der Slow-Wave-Schlaf ganz fehlen, vor allem bei Männern. Aufwachphasen nehmen dann merklich zu. Gerade bei zunehmendem Alter gibt es erhebliche individuelle Unterschiede.

F Worin unterscheiden sich Nachtschwärmer von Frühaufstehern?

Abendmenschen haben einen natürlichen Hang dazu, länger aufzubleiben und erst in der zweiten Tageshälfte zur Hochform aufzulaufen. Menschen vom Morgentyp gehen früh zu Bett, stehen früh auf und sind morgens und vormittags am leistungsfähigsten. Der Großteil aller Menschen ist im Mittelbereich zwischen den Extremen angesiedelt. Die Unterschiede sind genetisch bedingt. Vielleicht haben kleine Genveränderungen unserer inneren Uhr den Menschen geholfen, sich besser an Umgebungen mit unterschiedlich viel Tageslicht anzupassen.

Nachteulen und Lerchen

Dieser Fragebogen geht auf einen längeren Fragebogen zurück, der 1976 als Horne-Ostberg-Test erstmals veröffentlicht wurde. Sie erfahren bei der Beantwortung, ob Sie eher gegen Ende oder zu Beginn eines Tages fit und leistungsfähig sind. Wählen Sie jeweils die Antwort aus, die Ihnen am ehesten entspricht, und addieren Sie am Ende alle Ihre Zahlen. Das Ergebnis bietet einen Hinweis, ob Sie eher ein Nachtschwärmer oder ein Morgenmensch sind.

Beim Frühstück: Wie groß ist Ihr Appetit in der ersten halben Stunde nach dem Aufstehen?

a) Sehr schwach ①
b) Eher schwach ②
c) Eher groß ③
d) Sehr groß ④

Wie fühlen Sie sich die erste halbe Stunde nach dem Aufstehen?

a) Sehr müde ①
b) Eher müde ②
c) Eher frisch ③
d) Sehr frisch ④

Wenn Sie am nächsten Tag keine Termine haben, wann gehen Sie zu Bett, verglichen mit Ihrer normalen Schlafenszeit?

a) Selten oder nie später ④
b) Weniger als eine Stunde später ③
c) Ein bis zwei Stunden später ②
d) Mehr als zwei Stunden später ①

Sie beginnen ein Fitnessprogramm; ein Freund schlägt vor, mit ihm von 7 bis 8 Uhr morgens Sport zu machen. Wie ginge es Ihnen dabei?

a) Wäre gut in Form ④
b) Wäre einigermaßen in Form ③
c) Es wäre schwierig für mich ②
d) Würde mir sehr schwer fallen ①

Wann werden Sie abends müde und brauchen Schlaf?

a) Zwischen 20 und 21 Uhr ⑤
b) Zwischen 21 und 22.15 Uhr ④
c) Zwischen 22.15 und 0.45 Uhr ③
d) Zwischen 0.45 und 2 Uhr ②
e) Zwischen 2 und 3 Uhr ①

Wie müde wären Sie, wenn Sie um 23 Uhr ins Bett gingen?

a) Gar nicht müde ⓪
b) Ein wenig müde ②
c) Ziemlich müde ③
d) Sehr müde ⑤

Wenn Sie von 4 bis 6 Uhr morgens wach sein müssten, ohne sonstige Verpflichtungen, was würden Sie tun?

a) Bis 6 Uhr aufbleiben ①
b) Nickerchen vor 4 und ab 6 Uhr ②
c) Bis 4 Uhr schlafen, ab 6 Uhr ein Nickerchen ③
d) Bis 4 Uhr schlafen, danach wach bleiben ④

Wann fühlen Sie sich am leistungsfähigsten?

a) Von Mitternacht bis 5 Uhr ①
b) Von 5 bis 9 Uhr ⑤
c) Von 9 bis 11 Uhr ④
d) Von 11 bis 17 Uhr ③
e) Von 17 bis 22 Uhr ②
f) von 22 Uhr bis Mitternacht ①

Halten Sie sich eher für einen Abend- oder für einen Morgenmenschen?

a) Morgenmensch ⑥
b) Eher Morgen- als Abendtyp ④
c) Eher Abend- als Morgentyp ②
d) Abendmensch ⓪

Angenommen, Sie könnten Ihre Arbeitszeit frei wählen, müssten aber fünf Stunden am Stück arbeiten. Wann würden Sie Ihren Arbeitstag am liebsten beginnen?

a) Zwischen Mitternacht und 5 Uhr ①
b) Zwischen 3 und 8 Uhr ⑤
c) Zwischen 8 und 10 Uhr ④
d) Zwischen 10 und 14 Uhr ③
e) Zwischen 14 und 16 Uhr ②
f) Zwischen 16 Uhr und Mitternacht ①

Auswertung: Zählen Sie die eingekreisten Punktwerte hinter den von Ihnen angekreuzten Antworten zusammen; Sie können maximal 46 Punkte, mindestens jedoch 8 Punkte erreichen. Je höher Ihr Wert ist, desto eher sind Sie ein Morgenmensch. Ist Ihr Wert eher niedrig, dann tendieren Sie zum Nachtmenschen und Aktivität und Leistung fallen Ihnen wahrscheinlich erst zum Abend hin oder später leicht. Die meisten Menschen sind irgendwo im Mittelfeld angesiedelt.

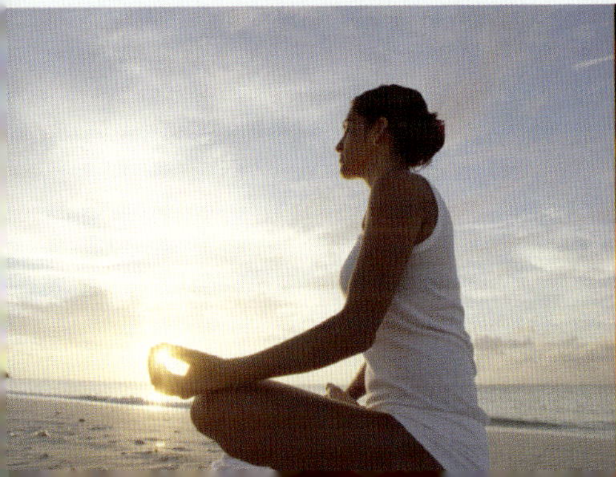

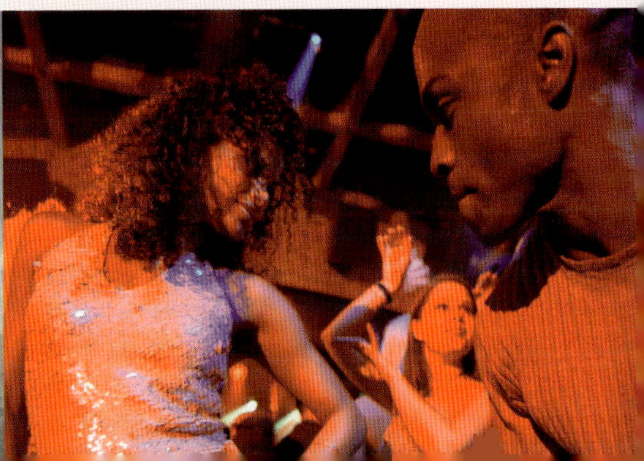

Das Träumen

Ⓕ **Was ist Träumen überhaupt?**

Wie der Schlaf ist auch das Träumen schwer zu definieren; manche Forscher fassen alle Wahrnehmungen, Emotionen und Gedanken, die während des Schlafs auftreten, einfach als »Gehirnaktivitäten während des Schlafs« zusammen. Man träumt überwiegend in der REM-Phase.

Ⓕ **Warum träumen wir?**

Der Zweck des Träumens ist noch ungeklärt. Psychologen messen ihm große Bedeutung bei, Physiologen dagegen gar keine. Fest steht, dass manche Medikamente Träume intensivieren oder zu Albträumen führen können und dass die Stimmung von der Art des Traums beeinflusst wird. Man hält das Träumen auch für wichtig für unser Gedächtnis (siehe S. 45).

Ⓕ **Was ist der Unterschied zwischen Träumen in der REM- zu denen in der Non-REM-Phase?**

REM-Träume sind meist bizarr, lebhaft und emotional; man erinnert sich besser an sie. Non-REM-Träume ähneln eher Gedankengängen, sofern man sich an sie erinnert. Je später in der Nacht die Person geweckt wird, desto besser kann sie sich an beide Traumarten erinnern.

Ⓕ **Ich träume gar nicht – ist das normal?**

Jeder Mensch träumt, solange sein Gehirn nicht stark geschädigt ist. Es können sich nur nicht alle gleich gut an ihre Träume erinnern.

Ⓕ **Was ist luzides Träumen?**

In luziden Träumen (sie treten überwiegend in der REM-Phase auf) ist man sich bewusst, dass man gerade träumt, und kann das Traumgeschehen beeinflussen. Manche Menschen können damit in Albträume »eingreifen«.

Ⓕ **Was sind Albträume?**

Albträume sind nichts Ungewöhnliches, es handelt sich um Träume, die sehr beunruhigend und Angst einflößend sind. Meist ist darin unser Leben, unsere Sicherheit oder unser Selbstwertgefühl bedroht. Wer ständig Albträume hat, könnte dafür genetisch disponiert sein, doch in der Regel liegen dem Persönlichkeitsstörungen oder psychische Probleme zugrunde. Medikamente und Alkohol können zu stärkeren und häufigeren Albträumen führen.

Ⓕ **Gibt es Unterschiede zwischen Kinder- und Erwachsenenträumen?**

Die gibt es. Kinder träumen häufig von Tieren und Familienmitgliedern und seltener von sich selbst. Sie haben auch weniger negative Emotionen in ihren Träumen. Untersuchungen zeigen, dass Mädchen eher von Menschen und häuslicher Umgebung träumen als Jungen. Bei Jugendlichen nähern sich die Träume den Träumen Erwachsener an.

Ⓕ **Haben meine Träume eine Bedeutung?**

Es ist durch Studien belegt, dass sich Träume nur individuell deuten lassen, das heißt, Ihr Traum kann nur in Ihrer speziellen Situation und nur für Sie selbst eine Bedeutung haben. Untersuchungen von Traumtagebüchern, die von Menschen über viele Jahre geführt wurden, zeigen, dass wir durch Traumsymbole unsere persönlichen Erfahrungen in unsere Traumwelt integrieren. Träume von Verfolgungen und Angriffen spiegeln nur allgemein unsere Ängste wider.

Ⓕ **Wie kann ich mehr über meine Träume herausfinden?**

Sigmund Freud, Carl G. Jung und Alfred Adler waren die ersten modernen Psychologen, die die Aufmerksamkeit auf unser Unterbewusstsein lenkten. Ihre Werke empfehlen sich, wenn Sie etwas über die psychischen Aspekte des Träumens erfahren möchten. In Buchhandlungen erhalten Sie auch Lexika der Traumsymbole.

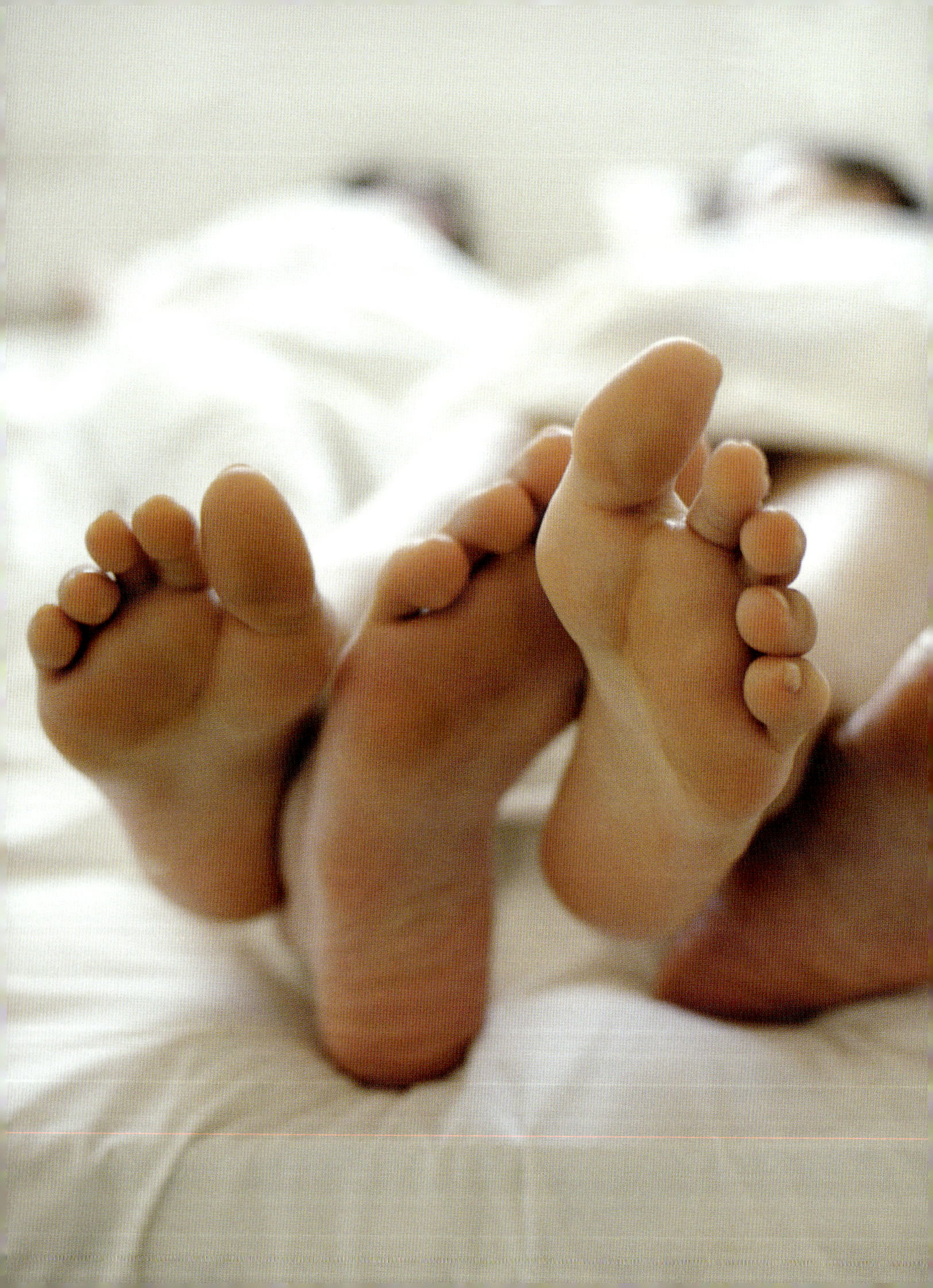

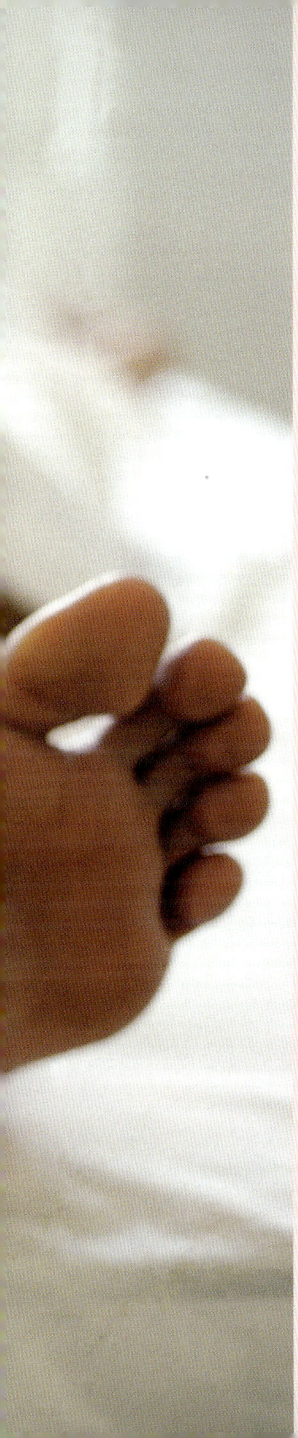

Gesund schlafen

Es gibt Zeiten in unserem Leben, da sind wir von unseren Tagesaktivitäten so beansprucht, dass wir fast vergessen, wie es ist, gut zu schlafen, oder wie das Einschlafen funktioniert. In diesem Kapitel finden Sie einfache Maßnahmen, die Ihnen helfen, besser einzuschlafen und gut durchzuschlafen. Bei ernsthaften Schlafproblemen sollten Sie jedoch immer ärztlichen Rat einholen.

Genügend schlafen

Ⓕ Wann hat man ausgeschlafen?

Wenn Sie beim Aufwachen frisch sind und Lust haben, aufzustehen und den Tag zu beginnen, und wenn Ihr Kopf klar und Ihre Stimmung ausgeglichen ist, dann haben Sie gut und ausreichend geschlafen.

Ⓕ Ist beim Schlaf die Qualität wichtiger als die Dauer des Schlafs?

Die Qualität des Schlafes und seine Dauer sind etwa gleich wichtig. Wenn der Schlaf unruhig und nicht erholsam ist, bringt es nicht viel, ihn zu verlängern. Auf der anderen Seite kann Sie auch der beste Schlaf nicht gut vitalisieren, wenn Sie ständig zu wenig davon bekommen.

Ⓕ Soll man jeden Tag zur gleichen Zeit ins Bett gehen?

Nein. Wann Sie ins Bett gehen, sollte sich hauptsächlich nach Ihrer Müdigkeit richten. Gehen Sie schlafen, wenn Sie noch gar nicht schläfrig sind, werden Sie sich im Bett nur unzufrieden hin und her wälzen, weil Sie nicht einschlafen können.

Ⓕ Ist es wichtig, jeden Tag zur gleichen Zeit aufzustehen?

Das spielt eine weit größere Rolle als täglich die gleiche Schlafenszeit einzuhalten. Die meisten von uns stehen regelmäßig zur gleichen Zeit auf, weil sie zu einer festen Zeit ihre Arbeit beginnen und eine bestimmte Zeit für ihre morgendliche Routine benötigen. So behalten Sie Ihren zirkadianen Rhythmus bei und Wachheit und Müdigkeit wechseln sich regelmäßig ab. Gelegentlich länger zu schlafen schadet nicht, aber wenn Sie wochentags einen strukturierten Tagesablauf haben, sollten Sie auch am Wochenende möglichst zu Ihren gewohnten Zeiten schlafen.

Ⓕ Was sind die Voraussetzungen für einen gesunden Schlaf?

Viele Faktoren spielen eine Rolle, u. a. die Schlafens- und Aufwachzeit, die Umgebung, in der man schläft, der Alkohol-, Koffein- und Nikotinkonsum (ebenso wie Medikamente und Drogen) und das generelle Wohlbefinden. Außerdem beeinflussen Ihre Stimmung, Ihr Lebensstil und Ihr Gesundheitszustand den Schlaf – genauso wie viele andere Faktoren mehr.

BEEINTRÄCHTIGT IHRE LEBENSFÜHRUNG DEN SCHLAF?

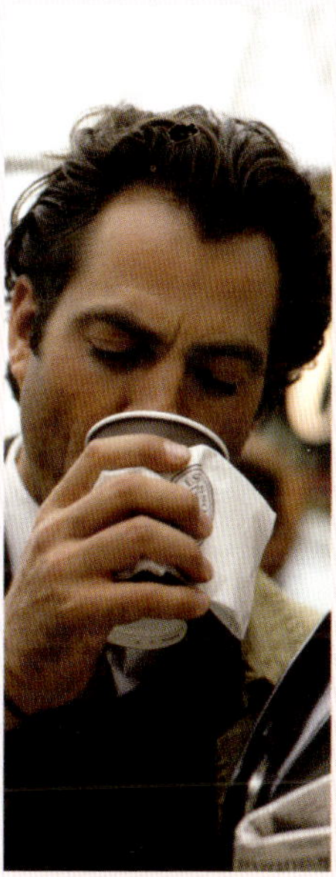

Wenn Sie glauben, Ihr Lebensstil könnte Ihrem Schlaf schaden, fragen Sie sich:

- Rauchen Sie?
- Trinken Sie mehr als 6 Tassen Kaffee/6 Gläser bzw. Dosen Cola täglich?
- Trinken Sie regelmäßig mehr als ½ l Bier, 200 ml Wein oder 50 ml Schnaps täglich?
- Leiden Sie privat oder beruflich unter Stress?
- Machen Sie weniger als zweimal pro Woche Sport?
- Haben Sie weniger als zwei Wochen Urlaub im Jahr?
- Fühlen Sie sich unzufrieden, gelangweilt oder in einer aussichtslosen Lage?
- Haben Sie Stress in einer Beziehung?
- Arbeiten Sie oft mehr als 10 Stunden täglich oder 6 Tage pro Woche?
- Haben Sie nie Zeit, Ihre Alltagsroutine zu durchbrechen?

Jede Ja-Antwort kann bedeuten, dass Ihr Schlaf durch Ihre Lebensführung beeinträchtigt wird. Trifft das zu, dann sollten Sie sich einmal in Ruhe überlegen, was Ihnen im Leben wirklich wichtig ist, und wie Sie den Stress und die ungesunden Gewohnheiten in Ihrem Leben reduzieren können.

Mythos »Man braucht kein bequemes Bett, um gut zu schlafen.«

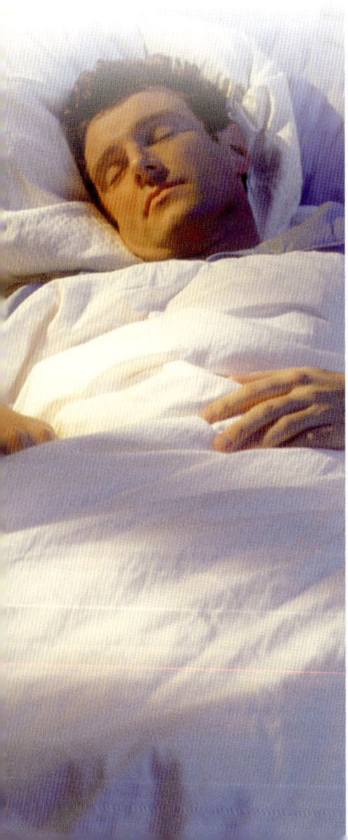

Wahrheit Wenn man nur müde genug ist, kann man wahrscheinlich überall einschlafen – auf dem Boden, auf der Rückbank im Auto und im Lehnstuhl. Für einen nachhaltig erholsamen Schlaf benötigt man jedoch ein bequemes Bett, in dem man sich geborgen fühlt. Ideal ist eine passende Matratze und ein ruhiges, dunkles Schlafzimmer ohne elektronische Geräte, das nicht als Abstellkammer missbraucht wird.

Das Schlafzimmer

F In was für einer Umgebung schläft man am besten?

Die meisten Menschen finden in einem ruhigen Raum am leichtesten erholsamen Schlaf, doch individuelle Gewohnheiten spielen ebenfalls eine Rolle. Manche Menschen brauchen das ruhige Landleben, für andere wirken die Hintergrundgeräusche von Klimaanlagen, Kühlschränken usw. beruhigend. Wieder andere sind gewöhnt an Verkehrslärm. Generell gilt aber: je ruhiger, desto besser.

F Wie wichtig ist es, wie mein Schlafzimmer aussieht?

Ein ruhiger, kühler Raum ist zu empfehlen. Wenn möglich sollten Sie das Schlafzimmer auch wirklich nur zum Schlafen nutzen und nicht für Aktivitäten der ganzen Familie oder als Büro, besonders wenn Sie schlecht schlafen. Falls das nicht möglich ist, sollte zumindest Ihr Schlafbereich abgeteilt sein, etwa durch einen Vorhang oder Paravent, wenn Sie das Zimmer noch für andere Zwecke nutzen.

F Beeinflusst das Bett meinen Schlaf?

Es gibt hierüber wenig wissenschaftliche Erkenntnisse, aber es liegt auf der Hand, dass man auf einer unbequemen Matratze nicht optimal schlafen kann. Kissen und Matratzen halten nicht ewig. Sie sollten also gelegentlich überprüfen, ob Ihr Körper noch die richtige Unterstützung bekommt, und sie gegebenenfalls erneuern. Gibt es genügend Platz für Sie und Ihren Partner/Ihre Partnerin? Wachen Sie mit steifem Hals oder Rückenschmerzen auf? Achten Sie auf Sauberkeit und Ordnung und auf die richtige Decke: Eine dicke Daunendecke ist im Sommer sicher nicht ideal.

Ⓕ Wie wichtig ist es, ob es im Schlafzimmer hell oder dunkel ist?

Grundsätzlich fördert ein dunklerer Raum den Schlaf eher, denn Licht beeinflusst unsere zirkadiane Rhythmik (siehe S. 11). Helles Licht kann das Einschlafen hinauszögern und helle Lampen im Raum können den Schlaf stören. Manche Menschen wachen im Sommer durch den frühen Sonnenaufgang viel früher auf und gehen auch später zu Bett. Abhilfe können dicke oder lichtundurchlässige Gardinen oder Jalousien oder eine Schlafmaske schaffen. Sogar ein fensterloser Raum kommt infrage in Ländern, in denen es etwa im Sommer nie dunkel wird, zum Beispiel in Island.

Ⓕ Sollte man eher in warmen oder kühlen Räumen schlafen?

Generell fördert ein kühlerer Raum das Einschlafbedürfnis, denn er kommt dem nächtlichen Absinken unserer Körperkerntemperatur entgegen. Über die ideale Raumtemperatur herrscht keine Einigkeit, aber die meisten Leute schlafen sehr gut bei 20–25 °C. Ein zu warmer oder zu kühler Raum ist ungemütlich und kann den Schlaf stören. Bei Hitze leidet der REM-Schlaf und die Schlafdauer sowie der Non-REM-Schlaf der Stadien 1 und 2 verlängern sich. Man kann auch häufiger nachts aufwachen.

Ⓕ Spielt die Luftfeuchtigkeit eine Rolle?

Hohe Luftfeuchtigkeit kann zum Problem werden, besonders in Verbindung mit (sommerlicher) Hitze. Eine Klimaanlage oder ein Luftentfeuchter können Abhilfe schaffen. Zu trockene Luft ist aber auch ungünstig. Wenn man mit rauem Hals und trockener Nasenschleimhaut aufwacht (und nicht schnarcht oder oft durch den Mund atmet), dann kann es sein, dass die Luft zu trocken ist, besonders während der winterlichen Heizperiode.

GÜNSTIGE UND UNGÜNSTIGE SCHLAFRÄUME

Wo und wie wir schlafen, wird von zahllosen Faktoren bestimmt, und nicht alle davon können wir beeinflussen. Wenn Sie schlecht schlafen, untersuchen Sie einmal Ihr Schlafzimmer. Kleine Veränderungen können hier eine große Wirkung haben. Zur Einrichtung und Farbgestaltung gibt es keine verallgemeinernden Ratschläge, der Raum sollte Ihnen nur gefallen.

GÜNSTIGE UMGEBUNG	**UNGÜNSTIGE UMGEBUNG**
Ein ruhiger, kühler Raum, der überwiegend zum Schlafen genutzt wird (statt zum Arbeiten, Lernen oder für Familienaktivitäten).	Ein unordentlicher, lauter Raum voller Gerümpel, der neben dem Schlafen für viele weitere Zwecke genutzt wird.
Ein dunkler Raum ohne blendende Lampen, in dem Vorhänge grelles Tageslicht abhalten.	Ein Schlafzimmer mit Computer, Telefon, Fernseher, Playstation und anderen elektronischen Geräten.
Bettzeug, das weder zu leicht noch zu schwer ist; gesunde Luftfeuchtigkeit.	Zu trockene Luft, unpassendes Bettzeug, zu hohe oder zu niedrige Temperaturen.
Ein ausreichend breites Bett mit bequemer Matratze und Kissen, die Sie so unterstützen, wie Sie es brauchen.	Eine durchgelegene Matratze und unbequeme Kissen.
Ein einladender Raum ohne elektronische Geräte; keine Abstellkammer.	Haustiere mit anderen Schlaf-Wach-Rhythmen im Bett oder Schlafzimmer.

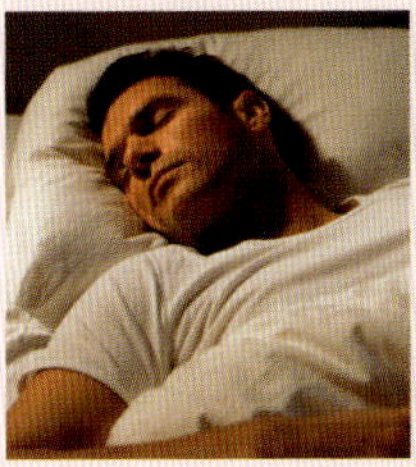

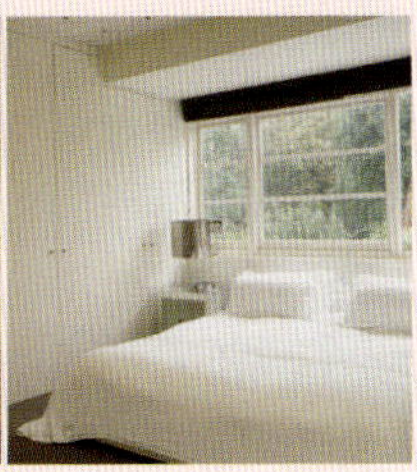

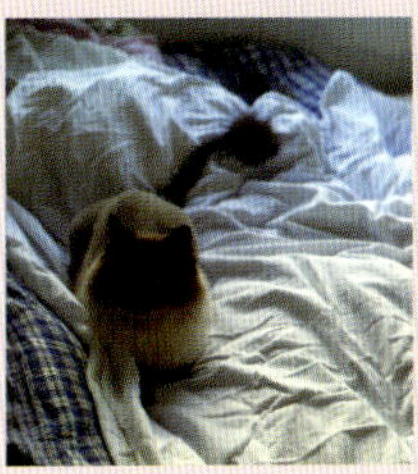

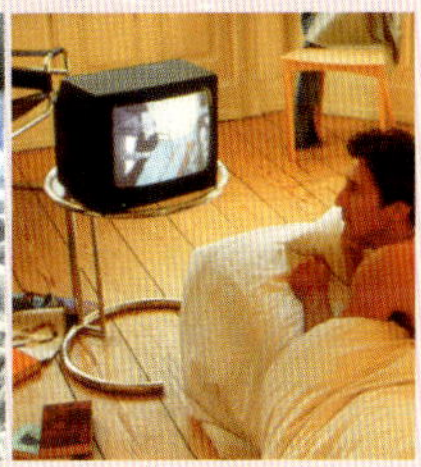

(F) Ich wache bei Lärm sehr leicht auf. Was kann ich dagegen machen?

Wenn wir älter werden, wird unser Schlaf leichter und wir wachen schneller auf, u.a. durch Geräusche und Lärm. In Ihrem Fall könnten Ihnen Ohrstöpsel helfen; oder Maßnahmen zur Schalldämmung wie Teppiche, doppelt verglaste Fenster, Dachisolation usw.; oder Hintergrundrauschen, etwa von einem Ventilator; oder Entspannungsmusik. Wenn Sie regelmäßig ein schlafloser oder schnarchender Partner aufweckt, bitten Sie sie oder ihn, einen Arzt aufzusuchen. Getrennte Schlafzimmer lösen das Problem auch, könnten aber der Beziehung schaden.

(F) Ist eine Uhr im Schlafzimmer empfehlenswert?

Im Schlafzimmer sollte kein Zeitdruck herrschen. Da aber viele Menschen morgens pünktlich aufstehen müssen, haben die meisten einen Wecker neben dem Bett. Wenn Ihnen das Ticken der Uhr oder die Leuchtanzeige des Radioweckers nicht auf die Nerven geht, spricht nichts dagegen. Falls Sie aber schlecht schlafen und dann immer wieder auf die Anzeige der Uhr starren, wäre es besser, die Uhr aus dem Schlafzimmer zu verbannen.

(F) Wie sieht's mit Haustieren im Schlafzimmer aus?

Auch hier kommt es darauf an, woran Sie gewöhnt sind. Wenn Sie seit Jahren mit Ihren Haustieren im gleichen Zimmer schlafen und das reibungslos funktioniert, ist alles in Ordnung. Studien haben aber gezeigt, dass Menschen, die zusammen mit ihren Tieren schlafen, nachts öfter aufwachen als andere, und bei Allergien ist ohnehin Vorsicht geboten. Wenn Sie merken, dass Sie schlechter schlafen, probieren Sie aus, eine Weile ohne Ihr Tier zu schlafen, auch wenn das anfangs hart für Sie beide sein mag.

Den Schlaf fördern

F Mit welchen Maßnahmen kann ich einen gesunden Schlaf fördern?

Ein immer gleiches Programm zum Einschlafen (s. unten) gehört zur Schlafhygiene und hilft Ihnen, sich psychisch und körperlich auf den Schlaf vorzubereiten. Dabei legen Sie für sich fest, in welcher bestimmten Reihenfolge Sie Ihre täglichen und abendlichen Routineaufgaben erledigen. Wem das sehr schwer fällt, für den gibt es therapeutische Hilfe durch verschiedene Behandlungsmethoden, z. B. Reizkontrolle, therapeutische Schlafbeschränkung und Verhaltenstherapie (siehe S. 172–183).

PROGRAMM ZUM EINSCHLAFEN

Versuchen Sie, eine Schlafhygiene durch Gewohnheiten zu erreichen, die Ihren Bedürfnissen entsprechen. Folgende Tipps können Ihnen helfen:

- Koffein, Nikotin und Alkohol am Abend vermeiden.
- Letzte Mahlzeit des Tages mindestens zwei Stunden vorm Zubettgehen.
- Mindestens eine Stunde vorm Zubettgehen wenig oder nichts mehr trinken.
- Anregende Tätigkeiten nach 17 Uhr vermeiden.
- Sport treiben, aber nicht unmittelbar vor dem Schlafengehen.
- Das Bett nur zum Schlafen (und für Sex) benutzen.
- Im Bett nicht fernsehen.
- Feste Regeln vor dem Schlafengehen einführen.
- Entspannen vor dem Zubettgehen.
- Das Schlafzimmer so gestalten, dass es den Schlaf fördert.
- Nur müde hinlegen.
- Sorgen im Bett vermeiden.
- Wenn Sie nach 15–20 Minuten noch wach sind, aufstehen und etwas Beruhigendes machen, bis Sie müde sind – zur Not auch mehrmals wiederholen.
- Jeden Tag zur gleichen Zeit aufstehen.
- Tagsüber keine Nickerchen machen.

Mythos »Wenn man nicht einschlafen kann, sollte man liegen bleiben und es weiter versuchen.«

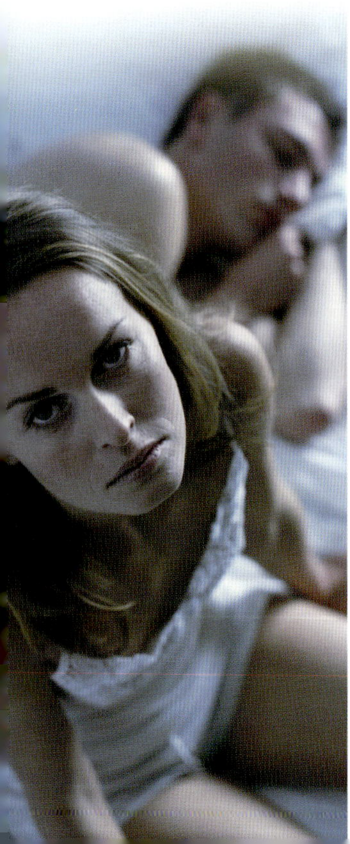

Wahrheit Falsch. Wenn Sie nach 15–20 Minuten noch wach sind, sollten Sie aufstehen, aus dem Zimmer gehen und etwas Beruhigendes machen (z. B. eine langweilige Sendung im Fernsehen anschauen, ein Buch lesen oder stricken), bis Sie wieder müde sind. Je länger man sich im Bett hin und her wälzt, desto frustrierter und erschöpfter wird man, und desto länger dauert es, bis man einschläft. Passiert das öfter, assoziiert man das Bett bald eher mit Schlaflosigkeit als mit Schlaf.

F **Wie entspannt man sich am besten vor dem Schlafengehen?**

Entspannung spielt eine zentrale Rolle bei der Vorbereitung auf den Schlaf, aber es gibt kein Patentrezept – Sie müssen selbst herausfinden, was zu Ihnen passt. Es gibt zahlreiche Entspannungsmethoden, die man sehr gut alleine durchführen kann, beispielsweise die Progressive Muskelentspannung (siehe S. 183), bei der man nacheinander verschiedene Muskelgruppen an- und wieder entspannt, oder das Autogene Training, bei dem man durch Konzentrationsübungen den Körper entspannt. Beide Methoden erfordern etwas Übung. Manchmal hilft es, Entspannungsmusik zu hören. Es gibt keine Entspannungsmethode, die allen anderen überlegen wäre.

F **Wie kann ich das Gedankenkarussell abstellen, während ich versuche, einzuschlafen?**

Es gibt Methoden, die mentale Überaktivität zu verringern, zum Beispiel Meditationen und Visualisierungsübungen. Manche Menschen empfinden es als hilfreich, alle Sorgen des Tages aufzuschreiben und den Zettel dann in einem anderen Zimmer als dem Schlafzimmer zu deponieren.

F **Spricht etwas dagegen, tagsüber Nickerchen zu machen?**

Fragen Sie sich zunächst, warum Sie überhaupt tagsüber Nickerchen brauchen. Sind Sie übermäßig müde, obwohl Sie nachts ausreichend Schlaf bekommen? Schlafen Sie nicht durch? Brauchen Sie nur am Sonntag Nachmittag mal ein Nickerchen oder mehrmals täglich? Sie sollten jedenfalls nicht länger als eine Stunde und nicht nach 15 Uhr schlafen, sonst werden sie abends nicht richtig müde. Sprechen Sie mit einem Arzt, wenn Sie im Laufe des Tages, auch in der Arbeit oder beim Autofahren, so müde werden, dass Sie nicht wach bleiben können.

Fördert regelmäßiger Sport einen guten Schlaf?

Zusätzlich zu den anderen Vorteilen kann regelmäßige sportliche Betätigung auch den Schlaf verbessern. Wenn man sich verausgabt, setzt das Botenstoffe und Hormone frei, die die Schlafqualität verbessern und den Anteil des Tiefschlafs erhöhen. Durch Sport spätnachmittags können Sie besser schlafen, wenn Sie sich aber zu kurz vor dem Schlafengehen zu sehr auspowern, schlafen Sie vielleicht schlechter.

Kann ich nach einem Vollbad am Abend besser schlafen?

Ob wir gut schlafen, hängt nicht nur mit der Raumtemperatur, sondern auch mit unserer Körpertemperatur zusammen. Normalerweise sinkt unsere Körpertemperatur gegen Ende des Tages, wenn wir uns drauf vorbereiten, ins Bett zu gehen. Wenn man mindestens eine Stunde vor dem Schlafengehen ein relativ warmes Bad nimmt, steigt die Körpertemperatur zunächst an, doch dann sinkt sie umso schneller wieder, was uns schneller einschlafen lässt. Und das Wasser kann auch die Entspannung fördern, was uns ebenfalls schläfrig macht.

Welcher zeitliche Abstand sollte zwischen der letzten Mahlzeit und der Schlafenszeit liegen?

Es ist höchst wichtig, tagsüber regelmäßig und möglichst zur gleichen Zeit zu essen, um unsere Energieversorgung zu gewährleisten und unseren Körper mit den nötigen Nährstoffen zu versorgen. Andererseits sollte man sich auch nicht mit vollem Magen schlafen legen, denn der Körper muss dann Überstunden machen, um die Nahrung zu verdauen, und das schadet dem Schlaf. Außerdem bekommt man leichter Sodbrennen. Hungrig einzuschlafen ist aber auch nicht ideal. Nehmen Sie die letzte größere Mahlzeit mindestens zwei Stunden vor dem Einschlafen ein. Wenn Sie vor dem Hinlegen hungrig sind, essen Sie einen kleinen, leichten Imbiss.

F Kann es den Schlaf beeinträchtigen, wenn ich vor dem Schlafengehen noch Wasser trinke?

Viele Menschen können nicht durchschlafen, weil sie nachts zur Toilette müssen; um das zumindest zu verringern, sollte man nach der letzten Mahlzeit nur noch wenig trinken und mindestens eine Stunde vor dem Zubettgehen möglichst gar nichts mehr. Vermehrtes nächtliches Wasserlassen nennt man Nykturie; falls es sich nicht eindämmen lässt, müssen Sie ärztlichen Rat einholen.

F Welche Medikamente können mir beim Einschlafen helfen?

Bei dauerhaften Einschlafproblemen (siehe S. 50–54), die Ihre Leistungsfähigkeit beeinträchtigen, sollten Sie einen Arzt aufsuchen. Für vorübergehende Einschlafstörungen können kurzfristig Schlafmittel verschrieben werden, zum Beispiel Benzodiazepine wie Temazepam (u. a. in Norkotral, Pronervon T, Planum) oder Sedativa wie Zolpidem (u. a. in Bikalm, Zoldem, Zolpinox), die jedoch Nebenwirkungen haben und auch nicht immer zu gutem Schlaf führen. Sie sollten solche Schlafmittel nicht länger als 2–4 Wochen am Stück einnehmen. Manchmal werden bei Schlafstörungen auch Antidepressiva, Melatonin und Antihistaminika verschrieben (siehe S. 180–181).

F Welche naturheilkundlichen Mittel können mir beim Einschlafen helfen?

Darüber gibt es leider nur wenig wissenschaftliche Forschungsergebnisse. Ein Glas warme Milch ist aber sicher nicht schädlich und kann den Schlaf fördern, weil es reich an der wichtigen Aminosäure Tryptophan ist. Es gibt auch viele Kräutertees, die Sie ausprobieren können. Bei leichterer Schlaflosigkeit sind nach momentanem Stand Baldrian oder ein Mischung aus Baldrian und Hopfen am wirksamsten. Auf Seite 40 finden Sie mehr Informationen über weitere Kräuter, die den Schlaf fördern können.

KRÄUTER, DIE DEN SCHLAF FÖRDERN KÖNNEN

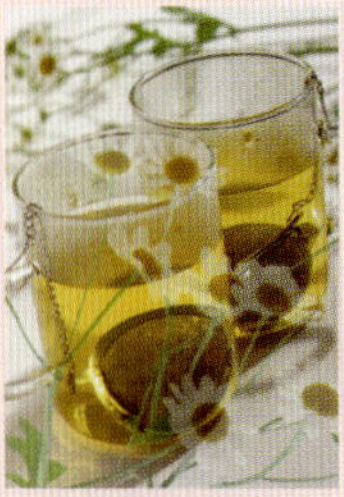

In dieser Liste finden Sie natürliche Wirkstoffe, die oft allein oder kombiniert eingesetzt werden, um den Schlaf zu fördern. Wenn Sie gleichzeitig Medikamente einnehmen oder nehmen möchten, *müssen* Sie unbedingt Ihren Arzt informieren, welche Kräuter Sie verwenden, denn es gibt gefährliche Wechselwirkungen, die bis zum Tod führen könnten! Die Kräutertees und -präparate erhalten Sie in Apotheken, Reformhäusern, Bio- und Kräuterläden.

NAME	**LATEINISCHER NAME**	**VERWENDUNG**
Pfefferminze	*Mentha*-Arten	Tee, Aromatherapie, Arzneien
Kamille	*Matricaria recutita*	Tee, Aromatherapie
Lavendel	*Lavendula*-Arten	Aromatherapie, Tee
Hopfen	*Humulus lupulus*	Arzneien, Tee
Kopfsalat	*Lactuca sativa*	Frische Blätter
Baldrian*	*Valeriana officinalis*	Arzneien, Tee
Passionsblume	*Passiflora incarnata*	Tee, Arzneien
Zitronenmelisse	*Melissa officinalis*	Tee, Aromatherapie, Arzneien
Muskatellersalbei	*Salvia sclarea*	Aromatherapie
Eisenkraut	*Verbena*-Arten	Tee, Arzneien
Hafer	*Avena sativa*	Flocken, Tee
Kava-Kava**	*Piper methysticum*	Arzneien

Keinesfalls, wenn Sie *Barbiturate ** Benzodiazepine einnehmen!

F **Stimmt es, dass Tryptophan-Präparate gegen Schlaflosigkeit helfen?**

Das ist möglich, aber es gibt nur wenige Hinweise auf die Wirksamkeit. Der Körper stellt aus der Aminosäure Tryptophan unter anderem den Neurotransmitter Serotonin her, der den Schlaf fördert. Ein Tryptophanmangel kann eventuell Schlaflosigkeit verursachen. Wenn Sie das 5-HT-Tryptophan einnehmen, kann das Ihren Serotoninspiegel erhöhen, wodurch Sie besser schlafen könnten. In größeren Mengen können bestimmte Tryptophan-Präparate jedoch anscheinend starke allergische Reaktionen auslösen, sprechen Sie deshalb vorher mit Ihrem Arzt.

F **Kann ich Melatonin als »natürliches Schlafmittel« einnehmen?**

Derzeit gibt es keine wissenschaftlichen Belege, dass das Melatonin tatsächlich schlaffördernd wirkt. Eine Einnahme kann sinnvoll sein bei Menschen mit erniedrigter Melatoninproduktion, doch welche Dosen und Anwendungsformen empfehlenswert sind, wird im Moment noch diskutiert. Bei älteren Menschen mit nächtlichem Melatonindefizit können Melatoningaben dazu beitragen, die Einschlafzeit zu verkürzen und die Schlafqualität zu verbessern.

F **Gibt es Vitamine oder Mineralstoffe, die den Schlaf fördern oder verbessern?**

Auch darüber gibt es derzeit keine gesicherten Erkenntnisse. Es gibt aber Fälle, in denen Menschen gut auf den Vitamin-B-Komplex ansprachen, besonders wenn sie vorher einen Mangel daran hatten. Ob Kalzium, Magnesium oder Zink wirklich den Schlaf verbessern, ist nicht erwiesen, besonders wenn Sie gar keinen Mangel daran haben oder unter einer ernsten Schlafstörung leiden. Auch Eisen und Kupfer einzunehmen, kann nicht empfohlen werden, außer wenn ein Bluttest hier ein Defizit ausweist.

F Gibt es wirksame alternative Heilmethoden bei Schlafproblemen?

Das kommt auf die Art der Störung an. Methoden wie Akupunktur, Massagen und Homöopathie können bei Schlafproblemen helfen, die auf einer ungesunden Lebensführung basieren, denn sie wirken stressreduzierend und regen Sie dazu an, Ihr Leben bewusster zu gestalten. Sofern die Methode nicht in irgendeiner Form gesundheitsschädlich ist, ist es einen Versuch sicher wert, auch wenn es nicht erwiesen und auch unwahrscheinlich ist, dass jede Therapieform für jeden Menschen geeignet ist.

F Wie wichtig ist es, dass Partner den gleichen Schlafrhythmus haben?

Falls Ihr Partner genau die gleichen Bedürfnisse und Schlafgewohnheiten hat wie Sie, sind Sie ein seltener Glückspilz. Meist muss man hier Kompromisse finden und Rücksicht nehmen. Wenn Sie lieber kühl schlafen und Ihr Partner es wärmer mag, könnte er im Bett Socken und einen dickeren Pyjama tragen. Wenn Sie eine Nachteule sind und er eine Lerche ist (siehe S. 21), sollten Sie besprechen, wie Sie vermeiden, den anderen in seiner Nachtruhe zu stören. Bei extremen Unterschieden helfen getrennte Schlafzimmer, aber vielleicht finden Sie im offenen Gespräch auch eine andere Lösung, die Ihnen beiden hilft.

F Schläft man nach dem Sex besser?

Auf diese Frage hat die Wissenschaft keine Antwort. Bei den meisten Menschen werden nach einem Orgasmus Neurotransmitter ausgeschüttet, die die Schlafzentren im Gehirn beeinflussen. Wichtiger ist aber wohl, wie Sie sich danach fühlen: Wenn Sie nach dem Sex entspannt sind und sich wohlfühlen, können Sie gut einschlafen. Wenn Sie beim Sex Leistungsdruck spüren oder sich Ängste einstellen, kann es sein, dass Sie sich danach eher schlaflos hin und her wälzen.

Was den Schlaf beeinträchtigt

Ⓕ **Warum kann Koffein den Schlaf beeinträchtigen?**

Koffein nehmen wir in vielen Getränken zu uns, z. B. in Kaffee, Tee und Cola. Es hält wach und macht munter. Manche reagieren stärker darauf als andere. Koffein blockiert das Adenosin (siehe S. 19), das dann im Gehirn nicht mehr das Einschlafen fördern kann. Man schläft insgesamt weniger und hat kürzere Tiefschlafphasen.

Ⓕ **Wie kann ich meinen Koffeinkonsum reduzieren?**

Koffein gelangt 15 Minuten nach dem Konsum, z. B. dem Trinken einer Tasse Kaffee, ins Blut und hat nach 30–60 Minuten die höchste Konzentration im Blut erreicht. Es dauert 3–5 Stunden, bis dieser Wert sich halbiert hat. Wenn Sie schlecht schlafen, sollten Sie weniger Koffein trinken. Nehmen Sie 4–6 Stunden vor dem Schlafengehen kein Koffein mehr zu sich.

Ⓕ **Ich rauche. Wie wirkt sich das auf den Schlaf aus?**

Nikotin wirkt wie das Koffein anregend. Bei starken Rauchern kann sich nach dem Zubettgehen ein Nikotinentzug einstellen, der zu Schlafstörungen und Albträumen führt. Grundsätzlich sollten Sie die letzte Zigarette mindestens eine halbe Stunde vor dem Schlafengehen rauchen, um gut einschlafen zu können.

Ⓕ **Wie beeinflusst Alkohol den Schlaf?**

Anfangs fühlen Sie sich vielleicht schläfrig vom Alkohol. Größere Mengen führen zu längeren Tiefschlafphasen und unterdrücken zu Beginn der Nacht den REM-Schlaf. Später kann es dafür zu mehr REM-Phasen und vermehrtem Aufwachen kommen. Der Schlaf ist dann nicht erfrischend. Nehmen Sie den letzten Alkohol möglichst zusammen mit der letzten Mahlzeit des Tages ein.

SO WIRKEN MEDIKAMENTE UND DROGEN

Viele Medikamente, die häufig verschrieben werden, wirken sich auf unsere Schlafqualität und -quantität aus. Benzodiazepine können den Tiefschlaf unterdrücken. Viele Antidepressiva können den REM-Schlaf einschränken und manche haben Schlaflosigkeit oder starke Schläfrigkeit als Nebenwirkung. Beim Absetzen kann die Schlafphase, die vorher unterdrückt war, verstärkt auftreten, was den gesunden Schlaf stört. Cannabis verringert zunächst nur leicht den REM-Schlaf, bei längerem Konsum wird der Tiefschlaf langfristig unterdrückt. Amphetamine, Kokain sowie das Ephedrin in Husten- und Erkältungsmitteln können zu Schlaflosigkeit und schweren Schlafstörungen führen.

MITTEL	AUSWIRKUNG AUF DEN SCHLAF
Alkohol	Unterdrückt den REM-Schlaf, führt zu häufigem Aufwachen.
Betablocker	Unterdrücken den REM-Schlaf, können zu Albträumen und zu Schläfrigkeit tagsüber führen.
Benzodiazepine	Verringern den Tiefschlaf, können zu Benommenheit, Gedächtnisschwäche und Stimmungsschwankungen führen.
Fluoxetin	Beeinflusst die REM-Phasen und kann zu Schlaflosigkeit führen.
Phenytoin	Unterdrückt den REM-Schlaf und führt zu Schläfrigkeit.
Ephedrin	Kann zu Schlaflosigkeit und Schlafstörungen führen.
Salbutamol	Kann zu Schlaflosigkeit führen, verbessert den Schlaf, wenn es gegen das Asthma wirkt.
Steroide	Können zu Schlafstörungen und Schlaflosigkeit führen.
Simvastatin	Kann zu Schlaflosigkeit führen.
Theophyllin	Verstärkt den leichten Schlaf, kann zu Schlafstörungen und Schlaflosigkeit führen.

Stimmung und Gedächtnis

F Hat die Stimmung einen Einfluss auf die Schlafqualität?

Auf jeden Fall wirkt sich die Stimmung darauf aus, ob wir gut einschlafen und ob wir durchschlafen können. Angstzustände etwa bringen Wachheit und Anspannung mit sich, wodurch man schlecht einschlafen kann. Depressionen wirken sich unterschiedlich auf den Schlaf aus. Es gibt Hinweise, dass bei schweren Depressionen der REM-Schlaf früher beginnt und häufiger auftreten kann. Man hat dann anscheinend auch kürzere Tiefschlafphasen. Manche Menschen haben das Bedürfnis, länger zu schlafen, andere wachen öfters auf, wieder andere leiden unter Schlaflosigkeit. Wenn Sie feststellen, Ihre Stimmung wirkt sich spürbar negativ auf Ihren Schlaf aus, sollten Sie einen Arzt zurate ziehen.

F Was passiert mit unserem Gedächtnis, wenn wir einschlafen?

Beim Einschlafen schließt sich das Tor zwischen unserem Kurzzeit- und dem Langzeitgedächtnis. Das heißt, Informationen, die wir kurz vor dem Einschlafen erhalten, werden nicht ausreichend abgespeichert, wenn wir dann mindestens zehn Minuten lang schlafen. Das meiste, was uns wenige Minuten vor dem Einschlafen passiert, verschwindet aus unserem Gedächtnis.

F Spielt der Schlaf eine Rolle für unser Gedächtnis?

Viele Studien haben bewiesen, dass wir ausreichend Schlaf benötigen, damit unser Gedächtnis gut funktioniert. Bei Schlafmangel nimmt unsere Fähigkeit, uns zu konzentrieren und Informationen zu verarbeiten, merklich ab. Es gibt Belege, dass sogar schon leichter bis mittlerer Schlafentzug unsere Leistungsfähigkeit ähnlich wie Trunkenheit beeinträchtigt.

Das Schlaftagebuch

Woher wissen Sie, ob Sie wirklich auf Dauer gut schlafen? Das können Sie mit einem Schlaftagebuch beobachten. Wie alle Tagebücher halten Sie darin Ihre Tagesaktivitäten fest und notieren besonders, wie lange Sie geschlafen haben. Manchmal sind uns schlechte Gewohnheiten gar nicht bewusst; das Tagebuch jedoch kann Ihnen helfen, herauszufinden, warum Sie schlecht schlafen. Sie können außerdem beobachten, ob es Veränderungen oder Verbesserungen gibt und wie sich Ihr geändertes Verhalten bzw. die Behandlung auswirkt.

Legen Sie Ihr Schlaftagebuch neben das Bett und schreiben Sie zwei Wochen lang jeden Morgen und tagsüber hinein. Auf Seite 47 finden Sie ein Beispiel. Schreiben Sie auf, welche Dinge tagsüber Ihren Schlaf beeinflusst haben könnten. Wenn Sie meinen, dass Ihr Schlaf nicht in Ordnung ist, gehen Sie zum Arzt.

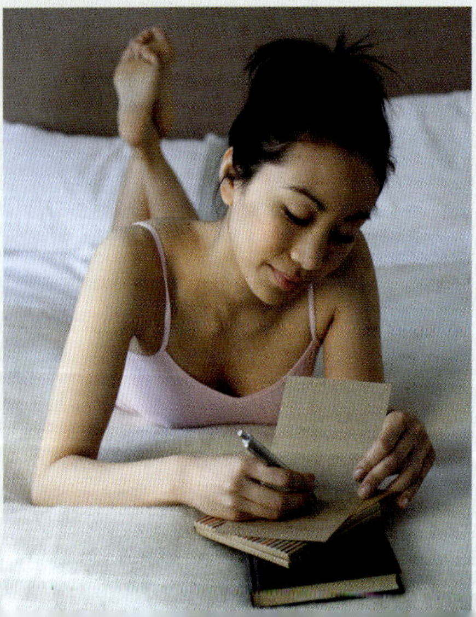

AKTIVITÄTEN (ABGEKÜRZT)

A = Jeglicher Alkoholkonsum

K = Jeglicher Koffeinkonsum (Kaffee, Tee, Cola, Kakao usw.)

P = Jede Beruhigungspille, jedes Medikament, das Sie einnehmen

M = Mahlzeiten

I = Imbiss

S = Sport

T = Nächtlicher Toilettengang

L = Störender Lärm in der Nacht

W = Wecker, wenn Sie ihn gestellt haben

SCHLAFDAUER

☐ Malen Sie das Kästchen für jede volle Stunde, die Sie geschlafen haben, aus.

▨ Schraffieren Sie, wenn Sie keine volle Stunde geschlafen haben.

BEISPIEL SCHLAFTAGEBUCH, 1. WOCHE														
	MO		**DI**		**MI**		**DO**		**FR**		**SA**		**SO**	
	A	**SD**	**A**	**SD**	**A**	**SD**	**A**	**SD**	**A**	**SD**	**A**	**SD**	**A**	**SD**
6 Uhr														
7 Uhr	W		W		W				W					
8 Uhr	K/I		K/I		K/I		W		K/I		L		T	
9 Uhr							K/I							
10 Uhr					K				K		W/M			
11 Uhr	K		K				K				I			
12 Uhr													K	
13 Uhr	M		M/A		A		M		M			P	M/A	
14 Uhr					M				K					
15 Uhr			K								K/M		S	
16 Uhr	K/I						K						S/I	
17 Uhr														
18 Uhr	A		K		K				A		K			
19 Uhr	S				S		M		A					
20 Uhr	M		M		M				M/A				M	
21 Uhr	K		K		A						M/A		K	
22 Uhr					A/I				A					
23 Uhr									A/I					
0 Uhr			L											
1 Uhr														
2 Uhr	T													
3 Uhr									T					
4 Uhr					T									
5 Uhr														
kpl. SD (Std.)		8		6½		6½		7½		5		7½		7½

A = Aktivitäten

SD = Schlafdauer (mit Nickerchen) komplette Schlafdauer (kpl. SD) in Stunden: ....

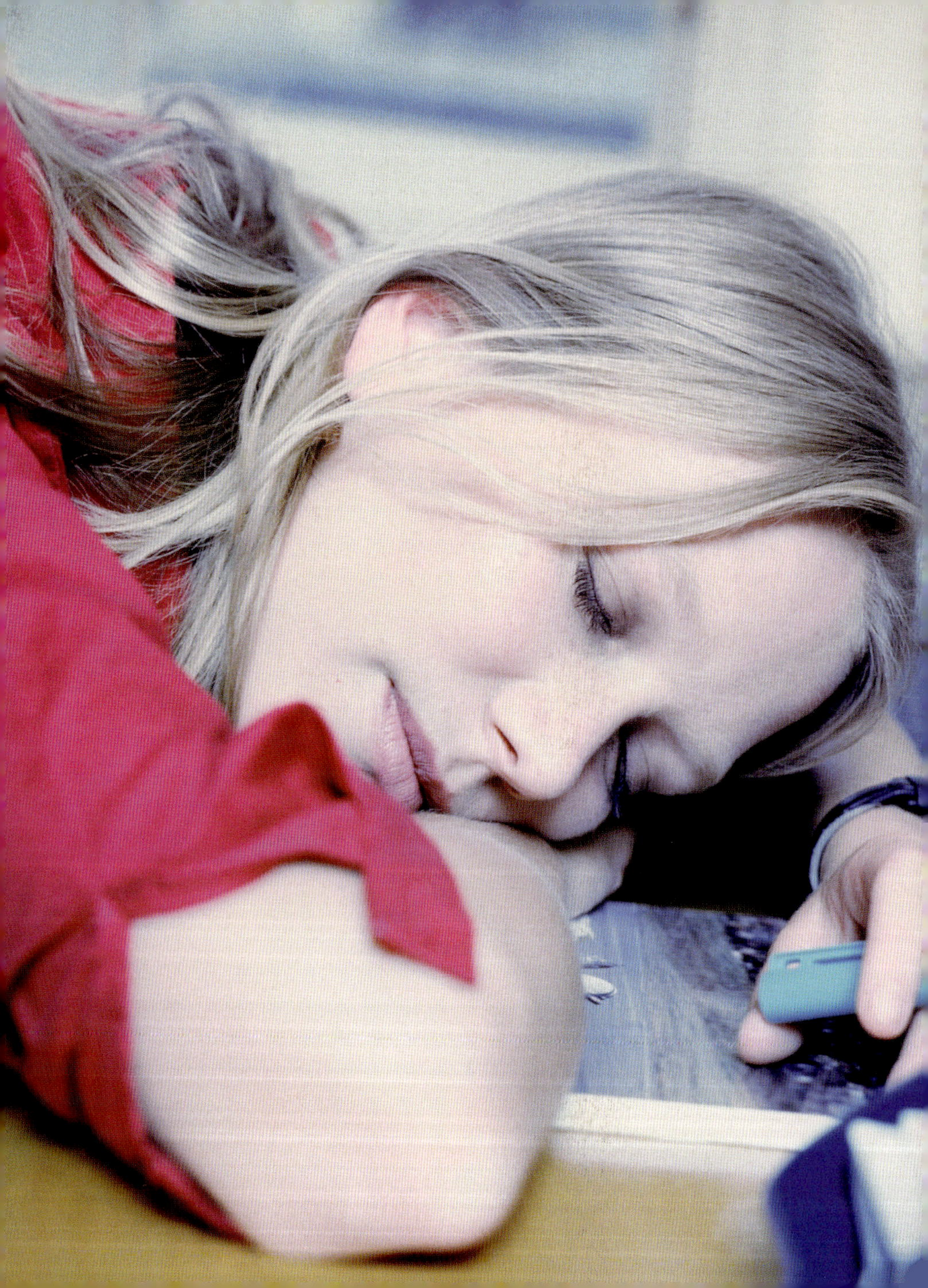

Schlafstörungen

Ein gestörter Schlaf kann nicht nur die berufliche Leistung beeinträchtigen. Er kann zu Unfällen führen, und die Stimmung und das soziale Leben eines Menschen leiden auch darunter. Die Partnerschaft kann durch die Schlafstörung eines der Partner stark strapaziert sein und gesundheitliche oder psychische Probleme können daraus entstehen bzw. sich verschlimmern. Es gibt aber bei fast allen Schlafstörungen Behandlungsmöglichkeiten.

Gestörter Schlaf

Ⓕ **Was ist eine Schlafstörung?**

Eine Schlafstörung ist eine Abweichung des Schlafablaufs oder der Schlaftiefe vom gesunden, normalen Schlaf. Der gestörte Schlaf kann zu starker Tagesmüdigkeit führen.

Ⓕ **Welche Arten der Schlafstörung gibt es?**

Die Störungen sind entweder primär, das heißt, sie betreffen nur den Schlafprozess, oder sie sind sekundär, dann geht die Störung auf eine andere körperliche oder seelische Erkrankung zurück, was meistens der Fall ist. Zu den Schlafstörungen gehören: Störungen, die zu Schlaflosigkeit führen; Störungen mit erhöhter Tagesmüdigkeit; nächtliche Atemregulationsstörungen; abnorme Bewegungen im Schlaf; Zeitverschiebungen beim Schlaf (wie beim Jetlag) und Störungen, die zu abnormen nächtlichen Handlungen wie Schlafwandeln führen.

Ⓕ **Was sind die Erkennungszeichen einer Schlafstörung?**

Die verbreitetsten Symptome sind Probleme beim Ein- oder Durchschlafen (Insomnie), starke Tagesmüdigkeit, nächtliches Aufwachen oder Bewegungen sowie unnormale Verhaltensweisen oder Empfindungen im Schlaf.

Ⓕ **Was ist Tagesmüdigkeit?**

Es ist das Gefühl, nicht richtig wach zu sein oder nicht so wach, wie man es tagsüber sein sollte. Man muss zwischen Müdigkeit und körperlicher Erschöpfung unterscheiden und sich darüber klar sein, wie man sich tatsächlich fühlt.

Ⓕ **Woher weiß ich, ob ich übermäßig müde bin?**

Das merken Sie selbst; es gibt aber auch Methoden, mit denen Ärzte sowohl den subjektiven wie auch den objektiven Grad der Schläfrigkeit feststellen können. Dazu gehört die Epworth-Skala (siehe S. 51).

DIE EPWORTH-SKALA

Diese Schläfrigkeits-Skala wurde 1991 von dem australischen Arzt Dr. Murray Johns entwickelt. Damit beobachtet man die chronische Müdigkeit über einen bestimmten Zeitraum. Sie wurde in zahlreiche Sprachen übersetzt und ist weltweit einer der am weitesten verbreiteten klinischen Fragebögen.

Der Fragebogen untersucht, wie leicht Sie in bestimmten Situationen einschlafen, statt sich bloß müde zu fühlen. Gehen Sie von Ihrem normalen Alltagsleben in letzter Zeit aus. Wenn etwas auf Sie nicht zutrifft, versuchen Sie sich in die Situation hineinzuversetzen und wählen trotzdem eine Zahl. Kreuzen Sie an, was auf Sie zutrifft:

⓪ = Ich nicke keinesfalls ein.
① = Eventuell nicke ich ein.
② = Vielleicht nicke ich dabei ein.
③ = Höchstwahrscheinlich nicke ich ein.

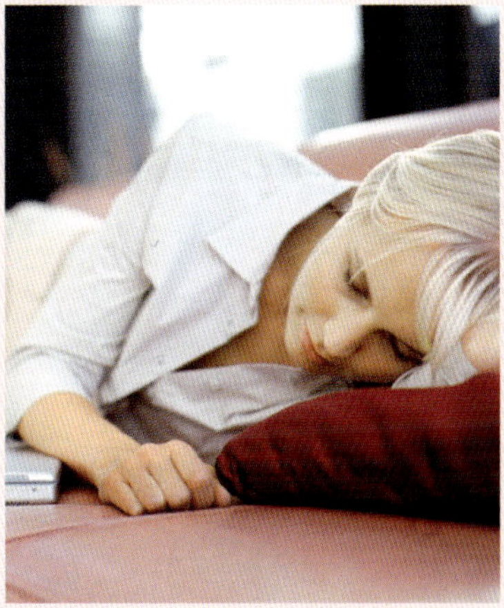

SITUATION	EINSCHLAFWAHRSCHEINLICHKEIT
• Sitzen und lesen	⓪ ① ② ③
• Fernsehen	⓪ ① ② ③
• Passiv bei einer Veranstaltung sitzen (z. B. im Theater)	⓪ ① ② ③
• Als Beifahrer eine Stunde ohne Pause im Auto unterwegs	⓪ ① ② ③
• Sich nachmittags kurz im Liegen erholen	⓪ ① ② ③
• Sitzen und sich mit jemandem unterhalten	⓪ ① ② ③
• Nach dem Mittagessen (ohne Alkohol) ruhig sitzen	⓪ ① ② ③
• Im Auto während eines minutenlangen Staus	⓪ ① ② ③

Addieren Sie Ihre Ergebnisse, es gibt maximal 24 Punkte. Wenn Sie 11 oder mehr erreichen, weist das auf übermäßige Tagesmüdigkeit hin.

Mythos »Schlafstörungen braucht man nicht ernst zu nehmen.«

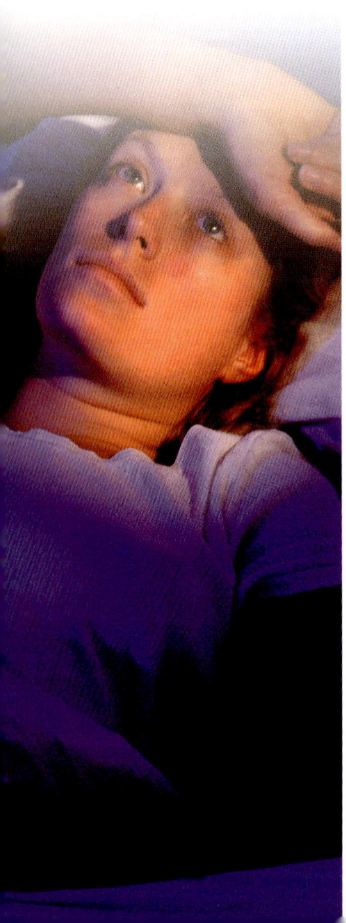

Wahrheit Rund zehn Prozent der Bevölkerung leiden unter einer klinisch bedeutsamen Schlafstörung. Anders gesagt: Jeder zehnte Mensch benötigt ärztliche Hilfe. Ernste, dauerhafte Schlafstörungen können zu Arbeits- und Verkehrsunfällen führen und erhebliche Gesundheitskosten verursachen. Am häufigsten ist die Schlaflosigkeit, gefolgt von nächtlichen Atemregulationsstörungen und dem Restless-Legs-Syndrom.

Schlaflosigkeit

F Was ist Schlaflosigkeit?

Mit diesem Begriff beschreibt man einen Schlafmangel oder eine schlechte Schlafqualität, was zurückgehen kann auf: Probleme beim Ein- oder Durchschlafen; zu frühes Erwachen, nach dem man nicht mehr einschlafen kann; Schlaf, der nicht erholsam ist.

F Wie wirkt sich Schlaflosigkeit tagsüber aus?

Da der Schlaf nicht erholsam ist, kann man sich tagsüber erschöpft und antriebslos fühlen; auch Konzentrationsschwierigkeiten und Reizbarkeit können durch Schlaflosigkeit auftreten.

F Gibt es verschiedene Arten von Schlaflosigkeit?

Von akuter Schlaflosigkeit spricht man, wenn die Probleme höchstens einige Wochen anhalten. Bei chronischer Schlaflosigkeit treten die Probleme mindestens dreimal pro Woche über einen oder mehrere Monate auf.

F Wie verbreitet ist die Schlaflosigkeit?

Schlaflosigkeit ist die häufigste Schlafstörung. 30–40 Prozent der Erwachsenen leiden mindestens einmal pro Jahr darunter, und bei 10–15 Prozent geht man von einer schweren oder chronischen Schlaflosigkeit aus. Frauen leiden etwa 1,3-mal öfter unter leichter oder schwerer Schlaflosigkeit als Männer. Mit zunehmendem Alter werden die Schlafprobleme immer häufiger. Ab 65 nehmen die Schwierigkeiten noch einmal um das 1,5-fache zu, verglichen mit Menschen unter 65. Schlaflosigkeit kann allerdings bereits bei Kindern auftreten; bei Heranwachsenden sind die Zahlen etwa gleich wie bei den Erwachsenen. Jüngere leiden meist unter Einschlafproblemen.

Ⓕ Wodurch wird Schlaflosigkeit verursacht?

Sie geht praktisch immer zurück auf eine körperliche, psychische oder zirkadiane Störung, auf Probleme mit der Schlafumgebung oder auf problematische Verhaltensmuster. Akute Schlaflosigkeit tritt meist im Zusammenhang mit einem wichtigen Ereignis im Leben auf, etwa einem Trauerfall. Sobald das Ereignis »verdaut« ist, sollte der Schlaf wieder besser werden. Chronische Schlaflosigkeit entsteht meist aus mehreren Faktoren. Zentral scheint dabei eine Neigung zur Übererregung oder gesteigerter Wachheit zu sein. Übererregte Menschen leiden unter stärkeren Ängsten und haben nachts eine erhöhte Herzfrequenz.

Ⓕ Welche Auswirkungen hat die Schlaflosigkeit?

Starke Schläfrigkeit tagsüber kann die Folge sein und die Fähigkeit, Auto zu fahren oder Maschinen zu bedienen, sowie die Konzentrations- und Aufnahmefähigkeit beeinträchtigen. Sie kann sich auch auf die Stimmung auswirken: Viele Menschen mit langfristiger Schlaflosigkeit werden depressiv oder unruhig. Bestehende Gesundheitsprobleme können sich verschlimmern.

Ⓕ Wie wird die Schlaflosigkeit behandelt?

Akute Schlaflosigkeit behandelt man meist mit Medikamenten zur Beruhigung, etwa Benzodiazepinen. Eine gute Schlafhygiene (siehe S. 35) sowie Kräuteranwendungen (siehe S. 40) können auch helfen. Bei chronischer Schlaflosigkeit ist zu empfehlen: Entspannungstechniken (siehe S. 183), das Schlafzimmer nur zum Schlafen zu nutzen, auf Regelmäßigkeit zu achten, die Schlafumgebung umzugestalten, psychische und körperliche Erkrankungen zu behandeln sowie der vernünftige Einsatz von Medikamenten. Eine Gesprächs- oder Verhaltenstherapie (siehe S. 182) kann ebenfalls helfen. Lassen Sie sich von Ihrem Arzt beraten, was für Sie infrage kommt.

Narkolepsie und erhöhte Tagesmüdigkeit

F Was ist Narkolepsie?

Narkolepsie kennt man seit 1880. Der Begriff beschreibt ein abnormes, starkes Bedürfnis zu schlafen, oft in unpassenden Situationen. Der Nachtschlaf ist dabei meist gestört.

F Welche Symptome hat die Narkolepsie?

Die wichtigsten Symptome sind extreme Tagesmüdigkeit, Muskelschwäche, die Kataplexie genannt wird, Schlaflähmungen sowie optische Halluzinationen (siehe S. 56).

F Wie verbreitet ist die Narkolepsie?

Die klassische Narkolepsie ist selten, aber es gibt diverse Varianten, die öfter vorkommen. 20–50 Menschen pro 100 000 sind betroffen. Bei 10–40 Prozent der Narkoleptiker leidet auch ein weiteres Familienmitglied darunter. Die Krankheit kann in seltenen Fällen vererbt werden. Meist setzt sie gegen Ende der Teenagerzeit ein. Sie kann die sozialen Kontakte stark belasten. Bei fast jedem Narkoleptiker lässt sich im Blut ein bestimmtes genetisches Kennzeichen nachweisen. Man weiß, dass die Narkolepsie auf einem Mangel an Orexin im Gehirn und Rückenmark beruht. Nur selten tritt sie nach einer Gehirnverletzung oder im Zusammenhang mit einer Erkrankung des Zentralen Nervensystems auf.

F In welchem Alter tritt Narkolepsie erstmals auf?

Meist zwischen 15 und 30 Jahren; sie kann auch schon vor dem 10. Lebensjahr beginnen. Manchmal wird sie erst diagnostiziert, wenn der Patient bereits 50 oder älter ist. Sie dauert lebenslang an.

F Wie wird Narkolepsie diagnostiziert?

In vielen Fällen wird die Diagnose nach einer Schlafuntersuchung im Labor und einem speziellen Test (Multipler Schlaf-Latenz-Test, MSLT) gestellt. Dabei machen Sie 4–5 Nickerchen am Tag, und es wird gemessen, wie lange Sie zum Einschlafen brauchen, und ob Sie in einen Traumschlaf fallen. Eine Blutuntersuchung kann die Diagnose bestätigen, wenn dabei bestimmte genetische Voraussetzungen entdeckt werden. Die Diagnose beruht immer sowohl auf den Symptomen, die der Patient subjektiv beschreibt, als auch auf objektiven Untersuchungen.

DIE SYMPTOME DER NARKOLEPSIE

Extreme Tagesmüdigkeit Narkoleptiker können tagsüber 2- bis 30-mal jederzeit unkontrolliert einnicken, auch bei der Arbeit. Die Schlafattacken können von wenigen Sekunden bis zu 20 Minuten dauern.

Kataplexie Das ist eine Muskelschwäche, die bei starken Emotionen wie heftigem Lachen auftritt. Die Anfälle kommen meist in Situationen mit ganz normalen Emotionen, etwa wenn man einen Witz hört oder erzählt, in Wettbewerbssituationen z. B. beim Spielen, bei Aufregung (als Zuschauer oder aktiv beim Sport) und bei Stress oder Konflikten.

Schlaflähmung Eine Schlaflähmung ist eine kurze Periode der Bewegungsunfähigkeit im Schlaf, die von wenigen Sekunden bis zu einer halben Stunde dauern kann. Jegliche Muskelspannung weicht während einer solchen Lähmung, aber anders als im REM-Schlaf träumt man nicht.

Hypnagoge Halluzinationen Man kann sich diese Form der Halluzinationen ähnlich wie optische Halluzinationen vorstellen, bei denen man traumähnliche Bilder und Visionen sieht. Im Prinzip handelt es sich um Wachträume, sie finden in den meisten Fällen während der Einschlafphase statt.

F Ist die Narkolepsie eine ernst zu nehmende Erkrankung?

In leichten Fällen sind die Symptome nur etwas unangenehm. In schweren Fällen kann das soziale und berufliche Leben erheblich beeinträchtigt sein und den Patienten stark einschränken. Auf Eltern, Lehrer, Partner und Mitarbeiter wirkt das Einnicken oft wie mangelndes Interesse, Zurückweisung oder Faulheit.

F Wie wird Narkolepsie behandelt?

Die Schläfrigkeit, mit der sie einhergeht, kann meist sehr effektiv durch regelmäßig Einnahme eines anregenden Medikaments, z. B. mit dem Wirkstoff Modafinil, eingedämmt werden (siehe S. 181). Derzeit kennt man keine anderen Behandlungsmöglichkeiten. Gegen die Kataplexie können trizyklische Antidepressiva wie Clomipramin oder Imipramin oder bei schweren Fällen auch Natriumoxybat helfen.

F Kann man mit Narkolepsie Auto fahren?

Wenn die Symptome gut unter Kontrolle gebracht sind und die Patienten regelmäßige Kontrollbesuche beim Arzt machen, um ihre Medikation überprüfen zu lassen, können sie normalerweise fahren. Sie tragen die Verantwortung, die Versicherung über ihre Erkrankung zu informieren und ggf. ihre Fahrtüchtigkeit durch ein Gutachten zu belegen.

F Welche anderen Störungen können zu extremer Tagesmüdigkeit führen?

Es gibt weitere Gesundheitsstörungen, bei denen man tagsüber viel schläft, wie die idiopathische Hypersomnie (»idiopathisch« bedeutet ohne klare Ursache, »Hypersomnie« ist eine übermäßige Schläfrigkeit). Die meisten sind selten und können nur von Spezialisten diagnostiziert werden. Manche Menschen brauchen einfach besonders viel Schlaf, aber diese Diagnose stellt man erst, wenn die infrage kommenden Störungen ausgeschlossen wurden.

Atemstörungen im Schlaf

Ⓕ **Welche Atemregulationsstörungen gibt es beim Schlafen?**

Die verbreitetste ist das Schnarchen, darauf folgt die Schlafapnoe, die von einer Blockade der oberen Atemwege verursacht wird (obstruktive Schlafapnoe). Daneben gibt es noch die zentrale Schlafapnoe, die auf eine Herzschwäche oder neurologische Probleme, etwa einen Schlaganfall, zurückgehen kann; sie kann aber auch ohne erkennbare Ursache auftreten. Bei besonders übergewichtigen Menschen mit krankhafter Adipositas kann es nachts ebenfalls zu auffälligen Atemaussetzern kommen.

Ⓕ **Was ist Schlafapnoe?**

Die Schlafapnoe ist eine nächtliche Atemstörung, bei der die Atmung vorübergehend aussetzt; obwohl der Körper einzuatmen versucht, gelangt keine Luft in die Lunge. Von Schlafapnoe spricht man, wenn die Pausen länger als zehn Sekunden andauern und nachts regelmäßig auftreten. Schnarchen und Erstickungsanfälle, die zum (unbewussten) Erwachen führen, sind die häufigsten Symptome. Den Betroffenen ist ihr Problem sehr oft nicht bekannt (sie bemerken nur eine extreme Tagesmüdigkeit); meist sind es ihre Partner, die sie letztendlich zum Arzt schicken.

Ⓕ **Wie verbreitet ist die Schlafapnoe?**

Sie tritt vergleichsweise häufig auf. Zwischen zwei und vier Prozent der Menschen im mittleren Alter sind davon betroffen. Mit zunehmendem Alter nimmt das Risiko zu, daran zu erkranken; es kann aber jede Altersgruppe betroffen sein, vom Baby bis zu Menschen im hohen Alter.

F **Welche Symptome zeigt die Schlafapnoe tagsüber?**

Mehr als 90 Prozent der Betroffenen sind tagsüber extrem schläfrig. Das kann zur Beeinträchtigung der Fahrtüchtigkeit, der geistigen Leistungen, der Libido bzw. Potenz und allgemein der Lebensqualität führen sowie zu Persönlichkeitsveränderungen, Stimmungsschwankungen, Beziehungsproblemen und Reizbarkeit.

F **Woran kann ich nachts erkennen, ob eine Schlafapnoe vorliegt?**

Die Zimmergenossen oder Partner bemerken zunächst in 90–95 Prozent der Fälle starkes Schnarchen. Weitere Anzeichen sind Atemstillstände (75 Prozent), ein trockener Mund beim Aufwachen (75 Prozent), übermäßiges Schwitzen (50 Prozent), Erstickungsanfälle (25 Prozent) und nächtlicher Harndrang (25 Prozent). Auch wer nicht schnarcht, kann unter Schlafapnoe leiden.

F **Wodurch werden die Atemstillstände bei Schlafapnoe verursacht?**

Wenn die oberen Atemwegsmuskeln (im Pharynx, dem Rachen) zu viel Spannung verlieren, können die Luftwege sich verengen und vorübergehend in sich zusammenfallen. Dann kommt der Atem wiederholt zum Stillstand, der Sauerstoffgehalt des Blutes sinkt und man wacht auf, ohne es bewusst zu bemerken. Das häufige Erwachen führt zu den Symptomen, die tagsüber auftreten.

F **Welche Risikofaktoren gibt es für eine Schlafapnoe?**

Am häufigsten tritt die Schlafapnoe bei Männern mittleren Alters auf, die übergewichtig sind (siehe S. 60). Weitere Risikofaktoren sind leichte Fehlstellungen der Kiefer, etwa ein Überbiss, eine besondere Struktur der mittleren Gesichtsknochen oder des harten Gaumens. Auch Blockaden in der Nase, vergrößerte Mandeln, Polypen und eine große Zunge können zu Schlafapnoe führen. Zwischen 30 und 50 Prozent der Schlafapnoiker sind nicht übergewichtig.

Bestimmung des Body-Mass-Index (BMI)

Menschen mit Übergewicht haben ein höheres Risiko, eine Schlafapnoe zu bekommen, als Menschen mit einem normalen Gewicht. Wer einen BMI ab 30 hat, gilt als fettleibig. Sie können Ihren BMI genau berechnen, indem Sie Ihr Gewicht in Kilogramm durch das Quadrat Ihrer Körpergröße in Metern teilen. So hat z. B. ein Mann, der 100 Kilo wiegt und 1,80 Meter groß ist, einen BMI von 30,86. Der BMI einer Frau mit 70 Kilo und 1,60 Meter Körpergröße ist 27,34. Anhand des Diagramms können Sie Ihren BMI in eine der vier Gruppen einordnen.

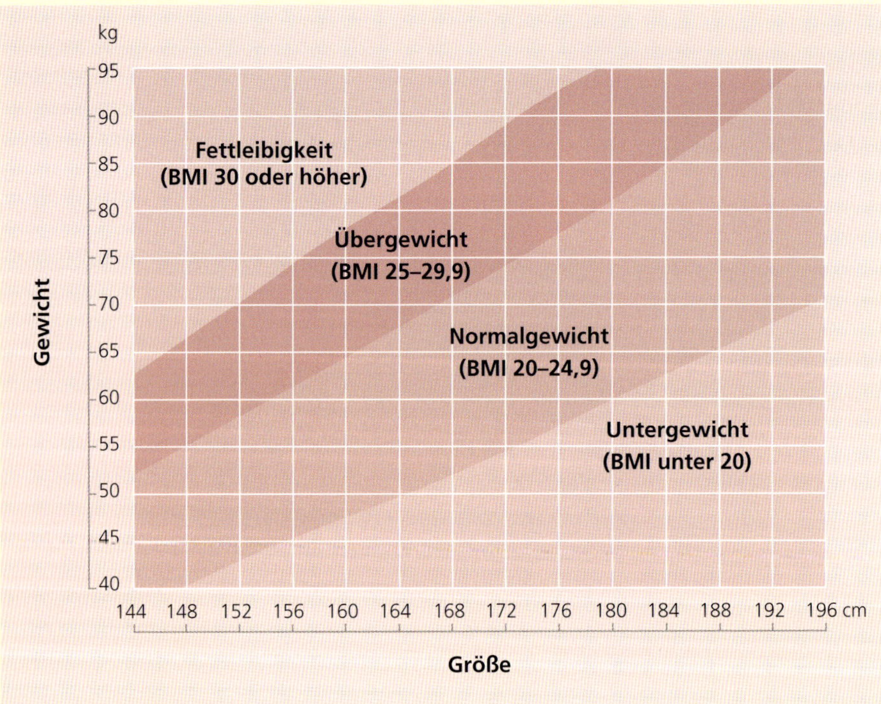

F Spielt es für die Entwicklung einer Schlafapnoe eine Rolle, welcher Fettverteilungstyp man ist?

Menschen mit einem hohen Taillen-/Hüftumfang-Verhältnis haben ein höheres Schlafapnoe-Risiko; das heißt, wenn man das Fett vorwiegend am Rumpf anlagert (Apfeltyp), ist das ungünstiger als bei der Birnenform (Fettansatz v. a. an Hüften und Oberschenkeln). Mit dem Diagramm auf Seite 60 können Sie bestimmen, ob Sie übergewichtig sind.

F Wodurch kann sich eine Schlafapnoe verschlimmern?

Alkohol kann die Symptome verstärken, denn er bremst die Aktivität der oberen Luftwege und entspannt die Muskeln, die die Luftröhre offen halten. Beruhigungsmittel haben den gleichen Effekt und können die Atmung flacher machen. Auch Schlafmangel, eine verstopfte Nase und Auf-dem-Rücken-Schlafen können die Apnoe verschlimmern.

F Wie wirkt sich die Schlafapnoe auf die Gesundheit aus?

Sie kann Erkrankungen wie Bluthochdruck (Hypertonie) verstärken und möglicherweise das Herzinfarkt- und Schlaganfallrisiko erhöhen. Eine starke Schlafapnoe kann in Narkose zu Atemproblemen führen sowie zu Konzentrations- und Gedächtnisschwierigkeiten; man nimmt auch einen Zusammenhang mit Depressionen und Stimmungsschwankungen an.

F Wie wird Schlafapnoe diagnostiziert?

Liegt eine starke Tagesmüdigkeit vor, wird als Nächstes der nächtliche Schlaf in einem Schlaflabor überwacht, um die Atemstillstände nachzuweisen. Mittels einer umfassenden PSG (Polysomnographie) oder weniger aufwendiger Methoden werden die Atemaussetzer gemessen. Manchmal reicht schon ein Oxymeter am Finger, um während des Schlafs die nächtlichen Atemmuster und den Sauerstoffpegel im Blut (die Sauerstoffsättigung) zu kontrollieren. Ein Schlafmediziner wertet die Messungen anschließend aus.

Die CPAP-Therapie bei Schlafapnoe

Die Therapie der Wahl bei Schlafapnoe ist der Einsatz eines CPAP-Gerätes (von *continuous positive airway pressure*), das nachts für einen kontinuierlichen Überdruck sorgt. Es gibt zahlreiche Geräte, die alle im Schlaf durch ihren Luftstrom die oberen Luftwege offen halten. Die Anpassung nimmt ein Schlafmediziner vor, nachdem im Labor eine Schlafapnoe diagnostiziert wurde.

VERSCHIEDENE ATEMMASKEN

Wer eine CPAP-Therapie beginnt, benötigt anfangs meist etwas Zeit, um sich an das Hilfsmittel zu gewöhnen, doch es gibt so viele Modelle, dass sich für jeden Patienten eines findet, das ihm gut passt und bequem ist.

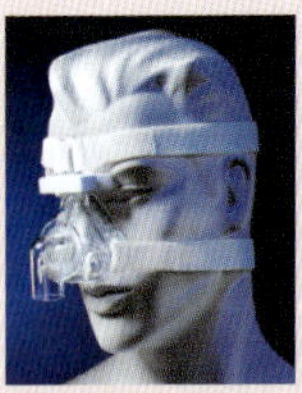

NASALMASKE

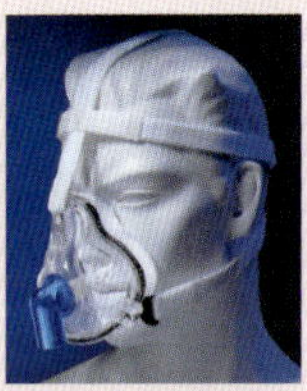

GESICHTSMASKE

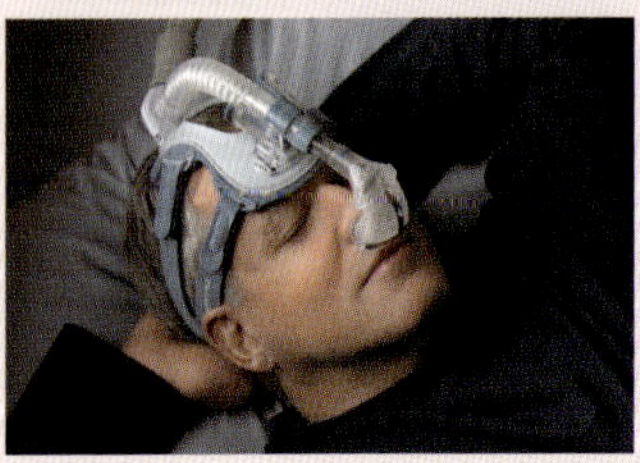

NASALPOLSTER

Nasalmasken sind am gängigsten, sie sitzen über der Nase und werden von Kopfgurten gehalten.

Gesichtsmasken eignen sich besonders für Patienten, die überwiegend durch den Mund atmen oder oft zwischen Nasen- und Mundatmung abwechseln.

Nasalpolster werden in die Nasenlöcher eingeführt. Sie sind eine hilfreiche Alternative für Menschen, die unter Masken zu Klaustrophobie neigen oder denen kein Maskentyp richtig passt.

ERHOLSAMER SCHLAF

Der kontinuierliche Luftstrom aus dem CPAP-Gerät hält die Atemwege offen, verhindert Atemaussetzer und unterdrückt weitgehend das Schnarchen, wodurch die Betroffenen wieder gut durchschlafen können.

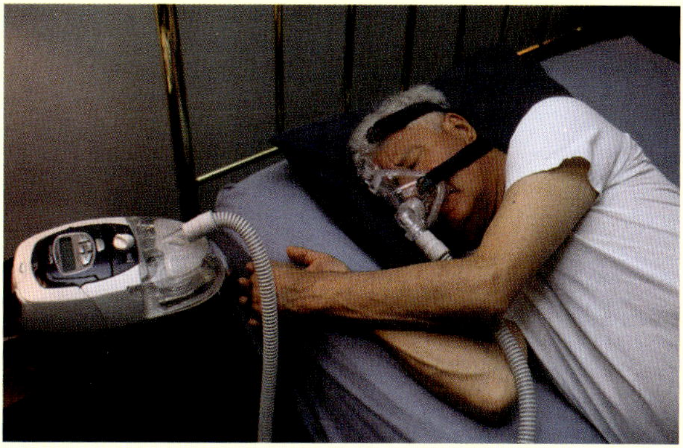

ALTERNATIVEN MIT VARIABLEM LUFTDRUCK

Wenn es für Patienten unangenehm ist, gegen einen gleichbleibenden Luftdruck auszuatmen oder bei Problemen mit der normalen CPAP-Therapie gibt es auch Geräte mit variablem Luftdruck, die sich automatisch der individuellen Atmung anpassen oder mit verschiedenen Drücken bei Ein- und Ausatmung arbeiten.

AUTO-CPAP-GERÄTE

Diese »intelligenten« Geräte messen mit einem Sensor den Luftstrom und passen ihren Druck die ganze Nacht lang bei jedem Atemzug den individuellen Bedürfnissen des Patienten an. Sie arbeiten mit dem niedrigsten Druck, der nötig ist, um die Atemwege offen zu halten, dadurch sind sie sehr komfortabel. Derzeit sind sie noch teurer als die normalen CPAP-Geräte, das könnte sich jedoch noch ändern.

BILEVEL-GERÄTE

Die Bilevel-Therapie wird oft bei Patienten mit Lungenfunktionsstörungen (siehe S. 88) mit oder ohne obstruktive Schlafapnoe eingesetzt. Manchmal wird sie auch benötigt, wenn ein zu hoher Druck erforderlich wäre, um die Atemwege offen zu halten. Die Geräte erzeugen beim Einatmen einen höheren, beim Ausatmen einen niedrigeren Druck (vgl. S. 89 zur Therapie bei abnormen Blutgaswerten).

F Wie wird die Schlafapnoe behandelt?

Die beste Therapie bei mittlerer und schwerer Schlafapnoe besteht im Einsatz von Geräten, die nachts für einen kontinuierlichen Überdruck sorgen (siehe S. 62–63). Leichtere Formen können mit einer Mundschiene behandelt werden, die von einem Facharzt angepasst wird. Diese Schienen ziehen den Unterkiefer im Schlaf ein wenig nach vorne, wodurch der Luftweg an der Rückseite des Rachens offen gehalten wird.

F Gibt es ergänzende Maßnahmen, die man ergreifen sollte?

Folgende Veränderungen der Lebensgewohnheiten können die Schlafapnoe lindern: eine Gewichtsabnahme bei Übergewicht, ausgewogene Ernährung und regelmäßiger Sport. Meiden Sie Alkohol, besonders vor dem Schlafengehen, hören Sie zu rauchen auf und verzichten Sie auf Beruhigungsmittel. Es wäre auch günstig, nicht auf dem Rücken zu schlafen, doch das ist in der Praxis schwierig.

F Kann eine Operation bei Schlafapnoe helfen?

Grundsätzlich ist eine Operation nicht zu empfehlen, es gibt jedoch Ausnahmefälle, in denen sie sinnvoll ist, je nachdem, welche Art der Atemwegsobstruktion vorliegt. Zu große Mandeln oder Polypen etwa können entfernt werden. Wenn das Gaumensegel und das Zäpfchen zu groß sind, können sie durch Lasertechnik verkleinert werden, und bei Kieferfehlstellungen gibt es ebenfalls operative Korrekturmöglichkeiten.

F Dürfen Schlafapnoiker Auto fahren?

Das Unfallrisiko ist bei Schlafapnoe siebenfach erhöht. Wird die Schlafapnoe jedoch behandelt, sodass der Betroffene nicht mehr unter der starken Tagesmüdigkeit zu leiden hat, spricht nichts dagegen. Sie sollten aber Ihre Versicherungsgesellschaft und die zuständige Führerscheinstelle über Ihre Schlafapnoe informieren.

Schnarchen

F **Was ist Schnarchen eigentlich?**

Schnarchen wird definiert als eine Atmung während des Schlafs, bei der durch die Vibration des weichen Gaumens auf der Hinterseite des Rachens schroffe oder heisere Laute entstehen. Man atmet sowohl durch die Nase als auch durch den Mund. Meist hört nur der Partner des Schnarchenden das Schnarchen.

F **Ist Schnarchen das Gleiche wie Schlafapnoe?**

Nein. Rund 90 Prozent der Menschen mit Schlafapnoe schnarchen, doch es gibt wesentliche Unterschiede: Beim Schnarchen hört man die Vibration des Gaumensegels, es gibt jedoch keine Atemaussetzer oder flache Atmung.

F **Welche Folgen kann das Schnarchen haben?**

Sehr lautes und anhaltendes Schnarchen belastet eine Partnerschaft meist ganz erheblich, weil es den Schlaf des Partners stört. Der Partner wacht häufig nachts auf und kann nicht durchschlafen, was zu starker Tagesmüdigkeit führen kann.

F **Was kann ich gegen mein Schnarchen tun?**

Manche Gewohnheiten tragen zum Schnarchen bei, und wenn man sie einschränkt, kann die Intensität des Schnarchens abnehmen. Dazu gehört eine Gewichtsabnahme bei Übergewicht, nicht mehr auf dem Rücken zu schlafen, vor dem Schlafengehen keinen Alkohol zu trinken, mit dem Rauchen aufzuhören und eine verstopfte Nase behandeln zu lassen. Anatomische Abweichungen, die das Schnarchen verstärken können, müssen von einem Arzt ausgeschlossen werden, etwa Polypen, geschwollene Mandeln, Kieferfehlstellungen und Probleme mit der Nasenscheidewand.

Mythos »Schnarchen ist einfach nur lästig, man sollte es mit Humor nehmen.«

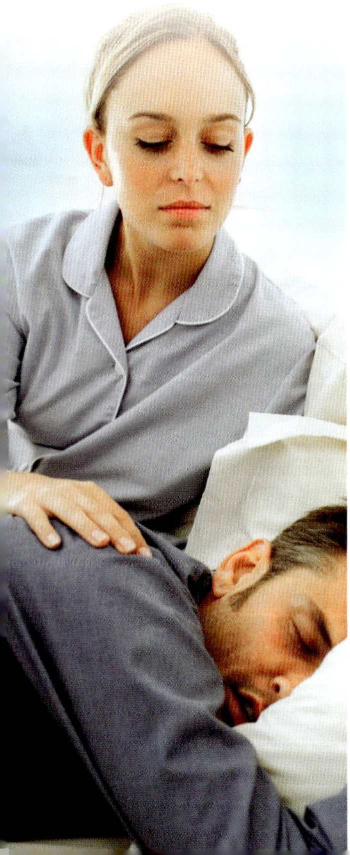

Wahrheit Schnarchen ist weit mehr als ein Ärgernis und weder für den, der schnarcht, noch für die, die es aushalten müssen, ist es lustig. Anhaltendes Schnarchen kann zur Zerreißprobe für eine Beziehung werden und zu verschiedenen Gesundheitsproblemen führen. Es gibt Hinweise, dass Menschen, die schnarchen, ein erhöhtes Bluthochdruckrisiko haben und bei schnarchenden Frauen eher eine Risikoschwangerschaft mit schädlichen Folgen für den Fötus auftritt.

F Gibt es Hilfsmittel, mit denen mein Partner zu schnarchen aufhört?

Derzeit sind Gebissschienen wohl am geeignetsten, um Schnarchen, besonders in leichten Fällen, und leichte Schlafapnoe zu behandeln. Diese Vorrichtungen sind wie ein Mundschutz für Boxer geformt und man trägt sie nachts über den Zähnen. Sie halten den Unterkiefer etwas nach vorne, wodurch der Luftweg auf der Hinterseite des Rachens offen gehalten wird. Eine Gebissschiene sollte immer von einem Zahnarzt oder Kieferorthopäden angefertigt beziehungsweise individuell angepasst werden. Wenn sie optimal geformt ist, kann sie das Schnarchen verhindern oder zumindest einschränken.

F Gibt es noch weitere wirksame Hilfsmittel?

Nasenpflaster gegen das Schnarchen werden zwar oft empfohlen, es gibt jedoch keine schlüssigen Beweise, dass sie tatsächlich helfen. Auch Mundschienen, die es ohne individuelle Anpassung zu kaufen gibt, sind in der Regel nutzlos. Für den Partner kommen Ohrstöpsel oder in extremen Fällen ein separates Schlafzimmer infrage. Auch eine CPAP-Therapie kann unter Umständen hilfreich sein (siehe S. 62–63).

F Kann eine Operation gegen das Schnarchen helfen?

Eine Operation *kann* infrage kommen, wenn die Untersuchungen im Schlaflabor eine Schlafapnoe ausgeschlossen haben und das Schnarchen nicht zu starker Tagesmüdigkeit führt. Wenn Sie sich operieren lassen möchten, lassen Sie sich von mehreren Spezialisten beraten. Es gibt verschiedene Operationsmethoden gegen das Schnarchen, doch die Erfolgsquoten sind langfristig eher niedrig und liegen nach sechs Jahren bei 20–50 Prozent. Bitte beachten Sie, dass manche Operationstechniken nicht klinisch erprobt sind, und nehmen Sie davon lieber Abstand.

Bewegungsstörungen

F Was sind nächtliche Bewegungsstörungen?

Darunter versteht man übermäßige Bewegungen in der Nacht, die durch keine andere Erkrankung zu erklären sind. Dazu gehören das verbreitete Restless-Legs-Syndrom (RLS) und periodische Zuckungen der Gliedmaßen im Schlaf.

F Was ist das Restless-Legs-Syndrom?

RLS ist ein unangenehmes Kribbeln in den Beinen, das auch tagsüber auftreten kann, aber nachts meist schlimmer ist und den Schlaf stören kann. Die Gefühlsstörung betrifft vorwiegend die Beininnenseiten, ist gegebenenfalls lageabhängig und kann schmerzhaft sein. Durch Bewegung der Beine verschwinden die Missempfindungen meistens.

F Wie verbreitet ist RLS?

2–5 Prozent der Erwachsenen sind davon betroffen. In etlichen Fällen beginnt es, bevor die Patienten 20 sind, bei zunehmendem Alter wird es aber häufiger. Es kommt auch gehäuft innerhalb von Familien vor, das haben mehrere Familienstudien ergeben. RLS kann bei Eisenmangel oder Folsäuremangel sowie in der Schwangerschaft auftreten, verschwindet dann aber meist nach der Geburt wieder. Zwischen 20 und 57 Prozent der Dialysepatienten haben es. Auch bei neurologischen Erkrankungen wie dem Parkinson-Syndrom (siehe S. 118–119) findet man RLS. Außerdem kann es zusammen mit rheumatoider Arthritis oder Schilddrüsenunterfunktion auftreten. Manche Antidepressiva können RLS als Nebenwirkung haben und es tritt auch bei Menschen mit Krampfadern in den Beinen auf.

F Welche Symptome hat das RLS?

Zu den Symptomen von RLS zählen unangenehme Empfindungen in den Ober- und Unterschenkeln (sogenannte Parästhesien), besonders an den Innenseiten. Es können beide Beine betroffen sein und mitunter auch die Arme. Die Patienten beschreiben die Empfindungen meist als Kribbeln, Prickeln, Brennen oder Schmerzen. In Ruhe wird es schlimmer, durch Bewegung vorübergehend besser. RLS-Patienten können sich kaum stillhalten, besonders abends und nachts, und haben oft Schlafprobleme.

F Wie wird RLS diagnostiziert?

Sehr oft findet man bei einer Schlafuntersuchung heraus, dass Patienten mit Verdacht auf RLS nachts wiederholt übermäßige Beinbewegungen machen, die den Schlaf stören und zu Tagesmüdigkeit führen können, auch wenn das nächtliche Aufwachen nicht registriert wird.

F Wie wird RLS behandelt?

Es gibt kein Patentrezept, aber die folgenden Maßnahmen können die Beschwerden lindern. Dazu gehören Entspannungstechniken (siehe S. 183), Massagen der Gliedmaßen und das Vermeiden koffeinhaltiger Getränke wie Kaffee, Tee und Cola. Es gibt zahlreiche Medikamente, die beim Restless-Legs-Syndrom angewendet werden können, doch nicht jedes ist für jeden Patienten geeignet und wirkt dauerhaft. Meist werden Beruhigungsmittel wie Benzodiazepine, Parkinson-Medikamente, Schmerzmittel, krampflösende Medikamente und weitere Mittel wie Eisenpräparate verschrieben. Manchmal muss das Medikament nach einer Weile gewechselt werden, weil es nicht mehr wirkt. Gelegentlich verschlechtern sich die Symptome sogar durch ein Arzneimittel, das zuvor noch lindernd gewirkt hat.

Störungen des Schlafrhythmus

Ⓕ Welche Störungen führen zu einer Verschiebung des Schlafs?

Es gibt etliche Probleme, die den Schlaf zur rechten Zeit stören können. Sie alle bedeuten entweder eine freiwillige oder unfreiwillige Störung des zirkadianen Rhythmus (siehe S. 11). Am häufigsten sind die Schichtarbeit, der Jetlag und die Schlafrhythmusstörung DSPS (siehe S. 76).

Ⓕ Was ist ein Jetlag?

Bei abrupten Standortwechseln passt sich unser Körper nur sehr langsam den veränderten Tageszeiten an und es gibt wohl keine schnellere Veränderung als einen Flug durch mehrere Zeitzonen. Der Jetlag-Symptomenkomplex besteht aus Tagesmüdigkeit, Schlaflosigkeit, frühem Erwachen, gestörten Schlafmustern und verminderter Wachheit und Konzentration tagsüber. Daneben können noch Appetitlosigkeit, unnormale Stuhlgangzeiten und nächtlicher übermäßiger Harndrang auftreten.

Ⓕ Ist der Jetlag schlimmer, wenn man nach Osten oder wenn man nach Westen reist?

Eine Reise nach Osten verkürzt den Tag auf weniger als 24 Stunden, nach Westen verlängert sich der Tag. Es ist leichter, später einzuschlafen, als zu versuchen, früher als sonst müde zu werden (was wir beim Reisen nach Osten müssten). Man passt sich deshalb schneller an, wenn man nach Westen reist. Wie stark die Symptome sind, hängt aber auch von der Anzahl der durchreisten Zeitzonen ab, von der Länge des Flugs und der Anpassungsfähigkeit des zirkadianen Systems. Etwa ein Drittel der Flugreisenden leidet gar nicht unter Jetlag.

F Kann ich den Jetlag mit Melatonin bekämpfen?

Es gibt Hinweise, dass das Melatonin, wenn es zum rechten Zeitpunkt eingenommen wird, den Körper bei der Anpassung an den veränderten Schlaf-Wach-Rhythmus unterstützt und dadurch den Jetlag vermindern kann. Lesen Sie unten, wann und wie oft Sie es einnehmen sollten. Warnung: Melatonin kann zu Schläfrigkeit führen, Sie dürfen daher *keinesfalls* nach der Einnahme schwere oder gefährliche Maschinen bedienen. Eine kurzzeitige Einnahme scheint ungefährlich, obwohl auch das nicht erwiesen ist (von einer Einnahme zusammen mit MAO-Hemmern ist abzuraten). Müdigkeit, Kopfschmerzen und Übelkeit können auftreten. Über die Langzeitwirkung gibt es kein gesichertes Wissen, es gibt aber Hinweise auf schädliche Nebenwirkungen (siehe S. 18). Melatonin ist noch nicht als Arzneimittel zugelassen, weil die Unbedenklichkeit bislang nicht bewiesen ist.

F Wenn ich durch mehrere Zeitzonen nach Osten reise, wann sollte ich das Melatonin am besten einnehmen?

Nehmen Sie am Reisetag zwischen 18 und 19 Uhr (am Ort des Reiseantritts) eine Dosis von 5 mg. Beim Zubettgehen am Reiseziel (zwischen 22 und 23 Uhr) nehmen Sie vier Tage lang jeweils eine weitere Dosis. Wenn Sie weniger als vier Tage dort bleiben, nehmen Sie kein Melatonin am Abend, bevor Sie zurückfliegen, sondern zwischen 18 und 19 Uhr Ortszeit. Zu Hause nehmen Sie es noch vier Tage lang zu Ihrer normalen Schlafenszeit, wenn nötig.

F Wenn ich durch mehrere Zeitzonen nach Westen reise, wann sollte ich das Melatonin am besten einnehmen?

Nehmen Sie kein Melatonin vor dem Flug. Am Zielort nehmen Sie für vier Tage jeweils eine Dosis zur Schlafenszeit (22 bis 23 Uhr oder später). Wenn Sie sehr früh aufwachen (etwa um 4 Uhr), können Sie eine weitere Dosis nehmen, doch dadurch könnten Sie sich den ganzen Tag sehr schläfrig fühlen.

Jetlag-Symptome verringern

Wenn Sie eine Flugreise über mehrere Zeitzonen (s. u.) machen, sind Ihr Schlaf-Wach-Rhythmus und der Melatoninspiegel in Ihrem Körper vorübergehend nicht im Einklang mit dem Tag-Nacht-Zyklus am Zielort. Die Ratschläge auf der gegenüberliegenden Seite helfen Ihnen, Ihre innere Uhr der Ortszeit anzugleichen. Am wirkungsvollsten ist es wahrscheinlich, sich nicht zur falschen Zeit dem hellen Tageslicht auszusetzen.

REISEN DURCH DIE ZEITZONEN

Die Welt ist unterteilt in 24 Zonen mit unterschiedlichen Ortszeiten, die (ausgehend von Greenwich in London) mit jeweils 15 Längengraden und den 24 Stunden des Tages korrespondieren. Aus politischen und nationalen Gründen entsprechen die Grenzen der Zeitzonen nicht den genauen Längengraden. Egal, ob Sie nach Osten oder Westen fliegen, je mehr Zeitzonen Sie durchfliegen, desto wahrscheinlicher haben Sie danach einen Jetlag. Viele Menschen empfinden den Jetlag als schlimmer bei Reisen nach Osten, also in der gleichen Richtung, in der sich die Erde dreht.

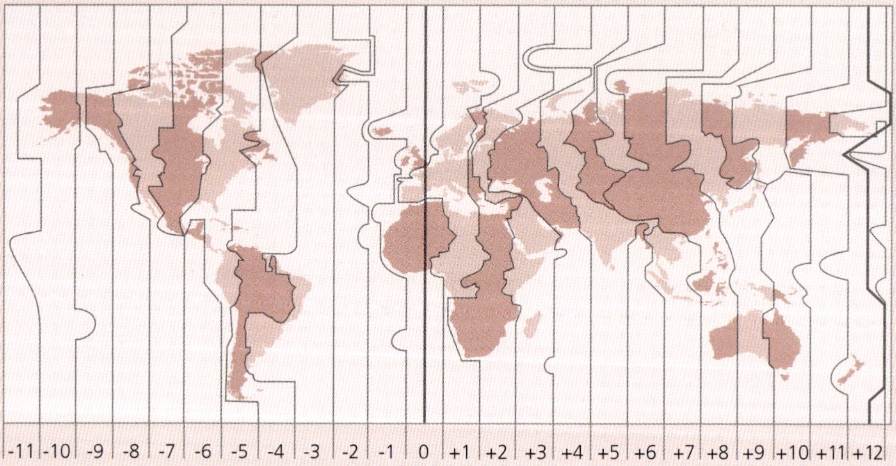

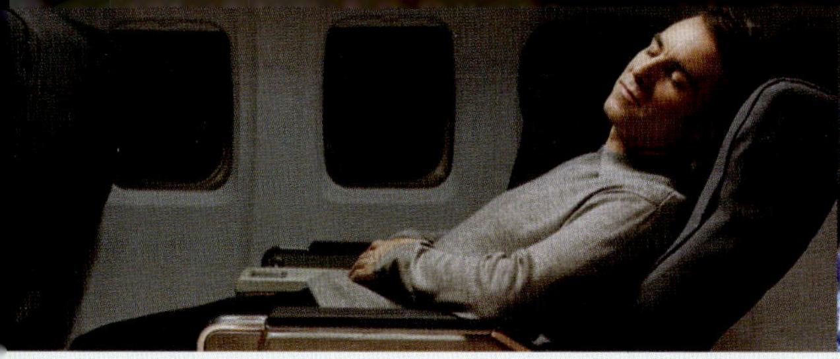

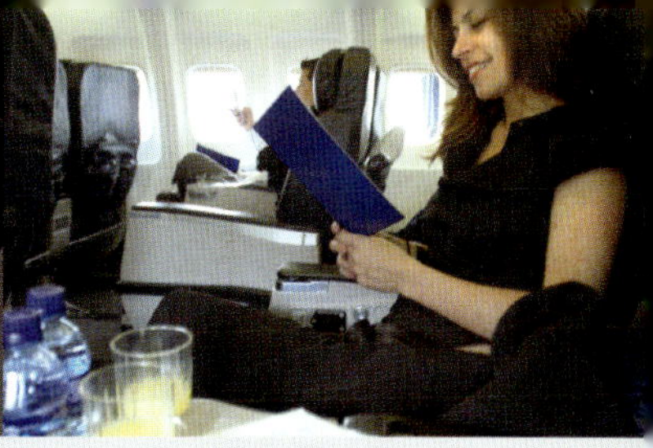

RATSCHLÄGE ZUR VERRINGERUNG DES JETLAG

Vor der Abreise Verwenden Sie einen speziellen Rechner, um zu bestimmen, wann Sie sich am besten vor und nach dem Flug dem Tageslicht aussetzen. Solche Rechner gibt es zum kostenlosen Download im Internet, z. B. unter www.bodyclock.com.

Ruhe Versuchen Sie, die Reise so ausgeruht wie möglich anzutreten. Wenn Sie gestresst oder erschöpft ins Flugzeug steigen, erleichtert das die Reise sicher nicht.

Komfort Wenn Sie es sich leisten können, fliegen Sie Business oder First Class, dort können Sie sich beim Flug bequem entspannen (besonders bei Geschäftsreisen). Versuchen Sie, sich in der Economy Class so viel Beinfreiheit wie möglich zu bewahren, indem Sie auf sperriges Handgepäck verzichten. Stehen Sie ab und zu auf, um sich die Beine zu vertreten.

Schlaf Bei einem Nachtflug sollten Sie versuchen zu schlafen. Neigen Sie Ihre Rückenlehne ganz nach hinten und verwenden Sie eine Schlafmaske und Ohrenstöpsel.

Essen, Trinken, Bewegung Trinken Sie während des Fluges viel Wasser, strecken Sie sich regelmäßig und gehen Sie möglichst im Flugzeug umher. Vermeiden Sie Alkohol und Koffein; sie können Ihre Erholung stören und dem Körper Wasser entziehen. Nehmen Sie nur leichte Mahlzeiten zu sich.

Bei der Ankunft Versuchen Sie, Ihren Schlaf-Wach-Rhythmus an die Uhrzeit am Zielort anzugleichen. Wenn Sie beispielsweise frühmorgens ankommen, gehen Sie ans Tageslicht und bemühen Sie sich, wach zu bleiben. Kommen Sie abends an, gehen Sie zu einer vernünftigen Zeit ins Bett.

Medikamente Schlafmittel mit nicht zu langer Wirkdauer können kurzfristig bei Einschlafproblemen auf dem Flug und nach der Ankunft helfen.

Melatonin Eventuell kann auch eine Melatonineinnahme zum richtigen Zeitpunkt die Jetlag-Symptome etwas lindern. Beachten Sie dazu die entsprechenden Hinweise auf Seite 71.

Ⓕ Was für Schlafprobleme gibt es bei Schichtarbeit?

Wenn die Arbeitszeiten außerhalb der normalen Tageszeit liegen, kann das Schlafstörungen und weitere Gesundheitsrisiken mit sich bringen. Grund ist, dass die beruflichen, sozialen und individuellen zirkadianen Rhythmen und der Tag-Nacht-Wechsel nicht in Einklang sind.

Ⓕ Wessen Gesundheit ist durch Schichtarbeit besonders gefährdet?

Manche Menschen kommen mit den ungewöhnlichen Arbeitszeiten gut klar. Gesundheitsgefährdend ist die Schichtarbeit am ehesten für Menschen über 50 und für Menschen, die bereits unter Narkolepsie oder Schlafapnoe leiden, Diabetiker oder Epileptiker sind, Herzprobleme, Verdauungsstörungen, eine psychische Erkrankung oder Alkohol- bzw. Drogenprobleme haben oder hatten. Außerdem kann die Schichtarbeit besondere Schwierigkeiten bereiten, wenn man zu Hause stark belastet ist, mehr als einer Arbeit nachgeht oder ein Morgenmensch ist.

Ⓕ Kann ein bestimmter Schichtdienst zu Gesundheitsstörungen führen?

Ein guter Dienstplan kann die Leistungsfähigkeit optimieren und die Risiken minimieren. Riskant sind vor allem 12-Stunden-Schichten mit Überwachungsaufgaben, schwerer körperlicher Arbeit oder Umgang mit gesundheitsgefährdenden Substanzen; außerdem mehr als vier 12-Stunden-Schichten oder mehr als fünf Nachtschichten in Folge, sehr frühe Morgenschichten, geteilte Schichten mit ungünstigen Pausen und wöchentliche Rotationen.

Ⓕ Wie wirkt sich langjährige Schichtarbeit auf die Gesundheit aus?

Langjährige Schichtarbeiter riskieren Herzerkrankungen, Bluthochdruck und Erkrankungen des Verdauungstrakts. Die ungünstige Freizeit kann das Familien- und soziale Leben erheblich beeinträchtigen. Schichtarbeiter sind auch anfälliger für Depressionen sowie Alkohol- und Drogenmissbrauch. Ihr Schlaf ist nie ganz gesund.

F Wie kann ich die negativen Auswirkungen der Schichtarbeit verringern?

Neben den Ratschlägen unten helfen manchmal auch verschreibungspflichtige Beruhigungsmittel oder Stimulanzien. Wägen Sie ab, ob Sie sich mit den Schichten arrangieren können; Nachtmenschen fällt das meist leichter als Morgenmenschen. Jenseits der Lebensmitte wird es schwieriger, weil unsere Schlafmuster sich mit dem Alter verändern. Besonders wenn Sie eine chronische Erkrankung haben, könnte Schichtarbeit ein zu hohes Gesundheitsrisiko sein.

STRATEGIEN FÜR SCHICHTARBEITER

Diese Tipps können Ihnen zu gesünderem Schlaf verhelfen:

- Optimieren Sie Ihre Schlafhygiene (siehe S. 35). Ohrenstöpsel und Schlafmasken sind zu empfehlen, wenn Sie tagsüber schlafen.
- Das Schlafzimmer sollte kühl, dunkel und möglichst ruhig sein.
- Machen Sie regelmäßig Sport, nur nicht direkt vor dem Schlafengehen.
- Schlafen Sie bis kurz vor Arbeitsantritt, wenn nötig machen Sie vor der Nachtschicht noch ein Nickerchen.
- Achten Sie auf eine ausgewogene Ernährung. Kleine, leichte Mahlzeiten sind vor einer Nachtschicht günstiger als schwere.
- Vermeiden Sie helles Tageslicht sowie Koffein gegen Ende der Nachtschicht, damit Sie anschließend schneller einschlafen können. Tragen Sie in sonnigen Gegenden auf dem Heimweg eine Sonnenbrille.

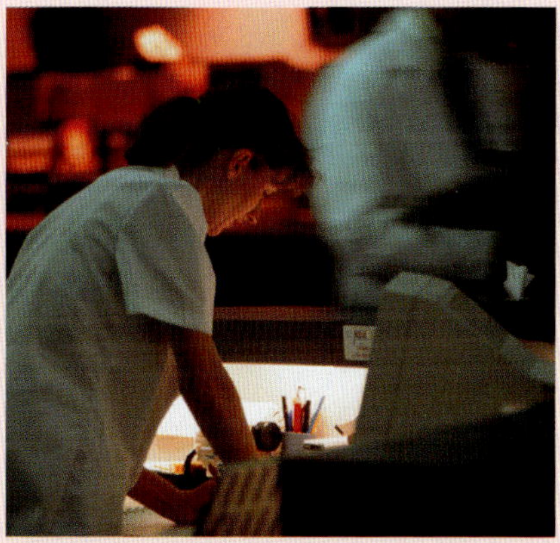

- Wenn Sie am Ende der Nachtschicht todmüde sind, lassen Sie sich nach Hause fahren oder machen Sie ein Nickerchen, bevor Sie aufbrechen.

F Was ist die Schlafrhythmusstörung DSPS?

Das DSPS *(delayed sleep phase syndrome)* ist eine Störung der zirkadianen Rhythmik, bei der man zur extremen »Nachteule« wird. Die Betroffenen schlafen 3–6 Stunden später als normal. Sie werden erst zwischen 2 und 6 Uhr morgens müde und stehen zwischen 10 und 13 Uhr auf. Der Schlaf selbst ist gesund. Nur wenn dieses Schlaf-Wach-Muster mindestens drei Monate lang anhält, wird die Diagnose DSPS gestellt.

F Wie verbreitet ist das DSPS?

Das Syndrom kann von der Kindheit bis zum hohen Alter auftreten. Bei Heranwachsenden und jüngeren Erwachsenen kommt es häufiger vor. Schätzungen gehen davon aus, dass rund sieben Prozent dieser Altersgruppe DSPS haben.

F Wie sehen die Symptome beim DSPS aus?

Personen mit DSPS können erst am frühen Morgen einschlafen und kommen morgens nicht aus dem Bett, um geregelte Arbeitszeiten einzuhalten. Tagesmüdigkeit und Leistungseinschränkungen sind möglich, was zu Problemen am Arbeitsplatz und in der Schule führen kann. Morgens ist die Müdigkeit am stärksten, tagsüber lässt sie mehr und mehr nach.

F Wodurch wird DSPS ausgelöst?

Es gibt mehrere Faktoren. Es gibt eine genetische Disposition, bei der die zirkadiane Rhythmik gestört ist, daher findet man DSPS manchmal in ganzen Familien. Zirkadiane Regulationsstörungen (siehe S. 11) und Probleme, normale Schlafrhythmen wieder aufzunehmen, können ebenfalls auftreten. Die DSPS-Symptome werden verstärkt, wenn man dauerhaft seine zirkadiane Rhythmik missachtet, etwa durch einen ungesunden Lebensstil oder langjährige Schichtarbeit.

F **Wie wird DSPS diagnostiziert?**

Ein Schlafmediziner kann durch Techniken wie die Aktigrafie (siehe S. 178) und, wenn nötig, Polysomnografie (siehe S. 14 u. 176) DSPS feststellen. Schlaftagebücher (siehe S. 46–47) und die Krankengeschichte werden in die Diagnosestellung ergänzend einbezogen.

F **Wie wird DSPS behandelt?**

Es gibt etliche Wege, um die Schlafzeiten wieder dem Tag-Nacht-Rhythmus anzugleichen. Dazu gehört die morgendliche Lichttherapie oder die Verzögerung der Schlafenszeit. Das sollte jedoch unter der Aufsicht eines Spezialisten durchgeführt werden. Eventuell hilft den Patienten auch Melatonin vor dem Einschlafen.

F **Was ist das ASPS?**

Bei der Schlafrhythmusstörung ASPS *(advanced sleep phase syndrome)* verschiebt sich die Schlafenszeit genau entgegengesetzt zum DSPS. Der Schlaf ist gesund, aber die Betroffenen schlafen rund drei Stunden früher als normal. Sie werden am späten Nachmittag oder frühen Abend extrem schläfrig und müssen sehr früh ins Bett. Dafür stehen sie zwischen 2 und 5 Uhr morgens auf. Die Symptome, die Diagnose und die Behandlung von ASPS entsprechen denen der DSPS, nur dass sie den anderen Zeiten angepasst sind. Etwa ein Prozent aller Erwachsenen mittleren Alters leiden darunter, doch weil das soziale Leben nicht wesentlich eingeschränkt ist, ist die Belastung nicht sehr groß, besonders wenn man Arbeitszeiten hat, die dem eigenen Rhythmus entgegenkommen.

F **Welche weiteren Störungen der zirkadianen Rhythmik gibt es?**

Problematisch ist eine Störung, bei der der Schlaf-Wach-Rhythmus der Menschen nicht dem üblichen 24-Stunden-Schema entspricht. Bestimmte Formen der Blindheit etwa können zu solchen zirkadianen Störungen führen.

Parasomnien

F Was sind Parasomnien?

Parasomnien sind Störungen, die nachts zu ungewöhnlichem Verhalten führen, z. B. Schlafwandeln, Zähneknirschen, Bettnässen, Angstattacken, rhythmische Schaukelbewegungen und Sprechen im Schlaf. Die meisten lassen sich klar entweder den REM- oder den Non-REM-Phasen zuordnen.

F Was kann so ein ungewöhnliches Erleben oder Verhalten auslösen?

Zahlreiche Faktoren können die Störungen auslösen oder ihre Häufigkeit erhöhen. Dazu gehören Fieber, Alkohol, Schlafentzug, anstrengende körperliche Betätigung, emotionaler Stress und manche Medikamente. Parasomnien können sich auch während der Schwangerschaft oder Menstruation oder bei Atemregulationsstörungen (siehe S. 58) verschlimmern. Genetische und Umweltfaktoren spielen oft ebenfalls eine Rolle.

F Wann sind Parasomnien ein Fall für den Arzt?

Gelegentliche bizarre, ungewöhnliche nächtliche Episoden bei gesunden Menschen sind normal und müssen in der Regel nicht behandelt werden. Wenn das nächtliche Verhalten aber gewalttätig ist, Verletzungsgefahr besteht, wenn starke Tagesmüdigkeit dazukommt oder medizinische, psychische oder neurologische Symptome auftreten, sollten Sie ärztlichen Rat einholen.

F Wie wird Parasomnie diagnostiziert?

Zunächst wird die Krankengeschichte festgehalten, und meist ist es sehr hilfreich, wenn auch Angehörige oder der Partner des Betroffenen erzählen, was sie beobachtet haben. Ein PSG (siehe S. 14) mit Videoüberwachung im Schlaflabor kann weiteren Aufschluss geben.

Normale und ungewöhnliche Erlebnisse im Schlaf

Manche Episoden, die im Non-REM- oder im REM-Schlaf auftreten, gelten als ganz normal, andere jedoch nicht (s. u.). Wenn Sie Ihre Symptome beunruhigen, sollten Sie ärztlichen Rat einholen. Hilfreich ist es, wenn jemand aus Ihrem Haushalt ebenfalls berichtet, welches nächtliche Verhalten sie oder er bei Ihnen beobachtet hat. Wenn Ihr Verhalten Sie oder andere stört, sollte man ihm auf den Grund gehen.

NORMALE ERLEBNISSE IM SCHLAF

In den Non-REM-Phasen

- Erschrecken mit Zuckungen (siehe S. 17)
- Das Gefühl, als würde der Kopf explodieren

In den REM-Phasen

- Vorübergehende Schlaflähmung (siehe S. 56)
- Halluzinationen beim Einschlafen (hypnagog) oder Aufwachen (hypnopomp)

UNNORMALE ERLEBNISSE IM SCHLAF

In den Non-REM-Phasen

- Sexuelle Handlungen im Schlaf
- Verwirrtheit beim nächtlichen Erwachen
- Schlafwandeln (siehe S. 80–81)
- Angstattacken (siehe S. 80–81)

In den REM-Phasen

- Verhaltensstörung im REM-Schlaf (siehe S. 80–81)
- Schmerzhafte Erektionen im Zusammenhang mit Träumen
- Albträume

Was ist Schlafwandeln?

Zum Schlafwandeln gehört ein Verhaltenskomplex, der im Non-REM-Schlaf beginnt und dazu führt, dass man schlafend umhergeht. Der Fachbegriff lautet Somnambulismus. Das Schlafwandeln kann spontan aufhören oder man kehrt wieder ins Bett zurück, ohne dass einem bewusst ist, zuvor aufgestanden zu sein. Gelegentlich treten dabei unangebrachte oder grenzüberschreitende Verhaltensweisen auf. Stürze und Verletzungen sind möglich, wenn man etwa auf die Straße geht oder durch ein Fenster laufen will. Wenn (selten) Aggressionen auftreten, dann oft, weil jemand die Bewegungsfreiheit des Schlafwandelnden einschränkt. Todesfälle durch Mord oder Selbstmord kamen schon vor. Entgegen der verbreiteten Meinung ist es nicht gefährlich, einen Schlafwandler aufzuwecken.

Wie verbreitet ist das Schlafwandeln?

Es tritt bei 1–3 Prozent aller Kinder regelmäßig und bei 6–29 Prozent gelegentlich auf. Meist endet das Schlafwandeln nach dem Jugendalter. Bei den Erwachsenen tun es 0,1–0,6 Prozent regelmäßig und 0,9–3 Prozent gelegentlich. Es ist erblich und rund 85 Prozent der erwachsenen Schlafwandler hatte das Problem schon von Kindesbeinen an.

Was sind nächtliche Angstattacken?

Man nennt sie auch *Pavor nocturnus*; sie sind gekennzeichnet durch ein heftiges Aufschrecken aus dem Tiefschlaf mit einem lauten, panischen Schrei und weiteren Anzeichen tiefster Angst. Meist beruhigt man sich danach von selbst wieder. 3 Prozent der Kinder leiden regelmäßig darunter, 3,5–15 Prozent gelegentlich. Meist gehen die Attacken beim Heranwachsen zurück; unter 1 Prozent der Erwachsenen leidet darunter.

F Was ist Sprechen im Schlaf?

Während des Schlafs spricht ein Mensch oder macht Geräusche, ohne sich dessen im Mindesten bewusst zu sein. Niemand kann sagen, warum es dazu kommt, man vermutet einen Zusammenhang mit Angststörungen oder Fieber. Meist sind es kurze, gelegentliche Äußerungen ohne Anzeichen von Stress oder Unruhe. Manche Menschen können im Schlaf förmlich Konversationen pflegen, während andere nur stöhnen, einen Kraftausdruck oder unverständliche Laute äußern. 4–14 Prozent der Kinder sprechen regelmäßig im Schlaf, 22–60 Prozent gelegentlich. Bei den Erwachsenen tun es 1–5 Prozent regelmäßig und 20–45 Prozent gelegentlich.

F Kann man Sprechen im Schlaf, Schlafwandeln und nächtliche Angst behandeln?

Das muss ein Spezialist entscheiden; meist treten die Verhaltensweisen nur zeitweise auf und müssen nicht therapiert werden. Wenn sie zu Problemen führen, können verschiedene Medikamente helfen, manchmal auch eine Psychotherapie, Entspannungsübungen oder Hypnose.

F Was ist die REM-Schlaf-Verhaltensstörung?

Diese Störung kann in jedem Alter auftreten, am häufigsten ist sie bei Männern jenseits der Lebensmitte. Dabei versucht die Person, während einer REM-Phase ihre Träume auszuleben, meist sehr heftig oder gewalttätig. Statt dass der Körper wie gelähmt ist, wird er durch den Traum aktiv. Die Betroffenen können sich selbst und ihre Partner oft verletzen, manchmal sogar schwer. Die Störung kann spontan auftreten, im Zusammenhang mit einer anderen Schlafstörung oder als erstes Anzeichen einer neurologischen Störung, etwa dem Parkinson-Syndrom (siehe S. 118–119). Es gibt Behandlungsmöglichkeiten, die Diagnose und Therapiewahl sollte aber immer ein Schlafspezialist treffen.

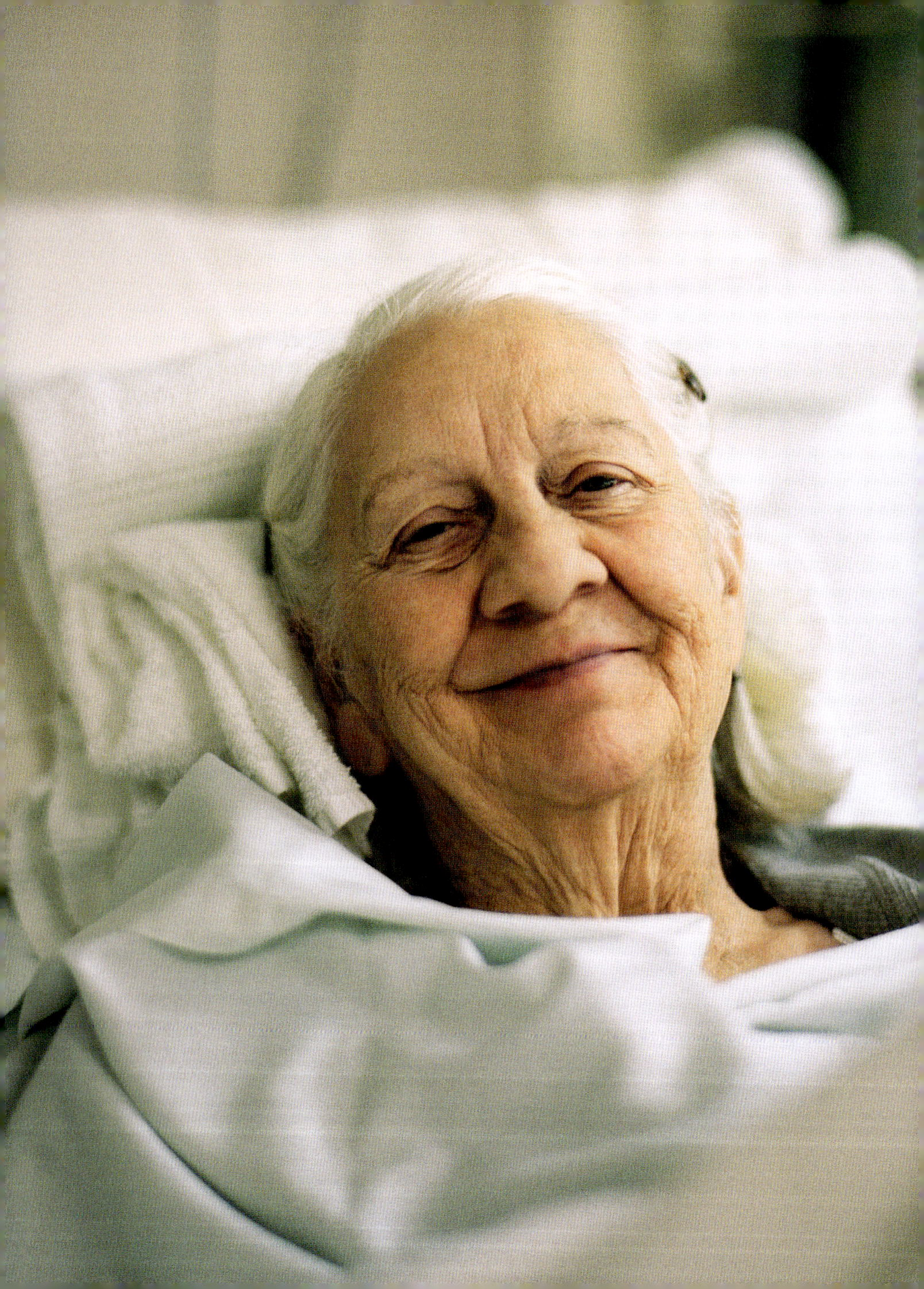

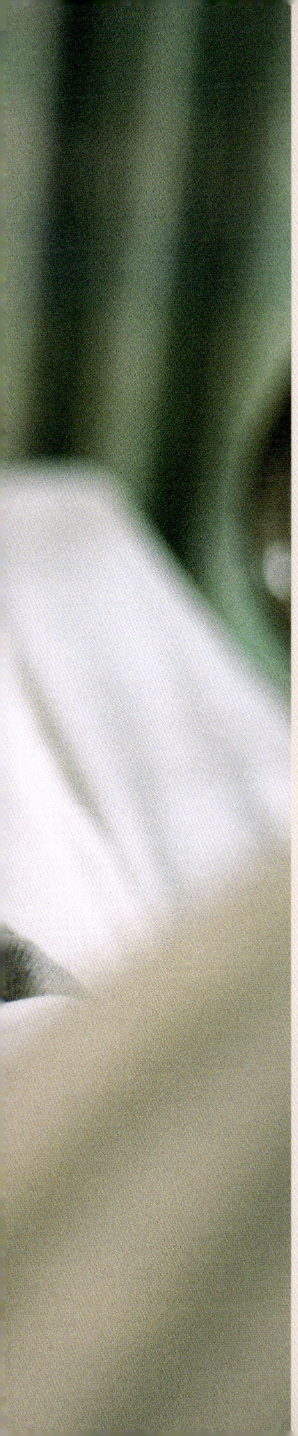

Krankheit, Alter und Schlaf

Schlaf ist für unsere Gesundheit unabdingbar. Jede Erkrankung, die das Wohlbefinden beeinträchtigt, wirkt sich auf den Schlaf aus. Dieses Kapitel behandelt den Schlaf im Zusammenhang mit Krankheit, Stimmungsschwankungen und Schmerzen sowie den Schlaf im Alter und die Wirkung von Medikamenten. Wir kennen alle die heilsame Wirkung eines gesunden Schlafs, doch umgekehrt kann schlechter Schlaf auch die Genesung verzögern und unser Wohlbefinden beeinträchtigen.

Atemwegserkrankungen

(F) Welche Atemwegserkrankungen stören den Schlaf am ehesten?

Atemwegserkrankungen können die Bronchien und die Lunge, die Atemmuskulatur, die Atemzentren im Gehirn sowie das Brustfell (Pleura) betreffen. Jedes Atemproblem kann den Schlaf stören. Am verbreitetsten sind chronisch-obstruktive Lungenerkrankungen (COLD) wie Asthma. Auch Menschen mit respiratorischer Insuffizienz (eingeschränkter Gasaustausch in der Lunge aufgrund von Muskelschwäche, Lungenkrankheiten oder extremem Übergewicht) können nachts Atembeschwerden haben.

(F) Kann Asthma die Schlafqualität beeinträchtigen?

Mehr als zwei Drittel der Asthmapatienten erleben nachts eine Verengung der Atemwege. Dadurch verschlimmern sich ihre Symptome, was durch Husten, Keuchen oder Atemnot nachts oder frühmorgens deutlich wird.

(F) Warum kann es nachts zur Verengung der Atemwege (Bronchokonstriktion) kommen?

Es gibt keine einzelne Ursache. Durch zirkadiane Veränderungen verengen sich nachts die Atemwege auch bei gesunden Menschen; bei Asthmatikern tritt diese Veränderung verstärkt auf. Auch die Schlafposition, Allergene im Bettzeug, ein Reflux und Probleme mit dem Abtransport des Bronchialschleims können zur Verengung führen.

(F) Wie wirkt sich Keuchen im Schlaf aus?

Keuchen und Husten stören den Schlaf; wenn sie stark genug sind, führen sie zu Tagesmüdigkeit. Bei starker Bronchokonstriktion kann die Sauerstoffsättigung im Blut absinken. Asthma führt nur selten direkt zum Tod, doch die meisten dieser Todesfälle ereignen sich nachts oder in den frühen Morgenstunden.

(F) Was kann ich gegen nächtliche Asthmaanfälle tun?

Nächtliche Bronchokonstriktionen sind ein Anzeichen dafür, dass das Asthma nicht optimal unter Kontrolle ist. Sie sollten sich von Ihrem Arzt beraten lassen. Es gibt Asthmasprays mit Langzeitwirkung, die erweiternd auf die Atemwege wirken (Betasympathomimetika), sowie Mittel, die einer eventuellen Entzündung entgegenwirken. Wenn Sie gleichzeitig Apnoiker sind, wird die Therapie der Schlafapnoe sich auch günstig auf das Asthma auswirken. Für Patienten mit Reflux-Beschwerden gibt es säurehemmende Medikamente. Wenn Sie regelmäßig Ihren Atemstrom mit einem Peak-Flow-Meter kontrollieren und notieren, können Sie die Fortschritte beobachten und unterstützen Ihren Arzt darin, die optimale Medikation für Sie zu finden.

(F) Bei mir wurde eine chronisch-obstruktive Lungenerkrankung diagnostiziert. Wie kann sich das auf den Schlaf auswirken?

Wenn Sie unter einer mittleren bis schweren Erkrankung leiden, kann nachts die Sauerstoffsättigung des Bluts absinken. Das passiert zunächst nur während der REM-Phasen, später dann auch im Non-REM-Schlaf. Durch den nächtlichen Sauerstoffmangel kann Ihr Schlaf unruhig werden und Sie fühlen sich morgens nicht erfrischt.

(F) Wodurch sinkt bei COLD nachts der Sauerstoffgehalt im Blut?

Durch den verminderten Gasaustausch im geschädigten Lungengewebe haben Sie wahrscheinlich auch tagsüber schon eine niedrigere Sauerstoffsättigung im Blut. Wenn sich im Schlaf die Muskulatur entspannt, atmet man weniger und nimmt noch weniger Sauerstoff auf. Wenn die Sauerstoffwerte absinken, steigt der CO_2-Gehalt im Blut, was morgens mit Kopfschmerzen und Übelkeit und tagsüber mit Müdigkeit und Schläfrigkeit einhergehen kann. Eine gleichzeitige Schlafapnoe kann die Lage noch erheblich verschlechtern.

Mythos »Eine Krankheit beeinflusst weder die Qualität noch die Quantität des Schlafs.«

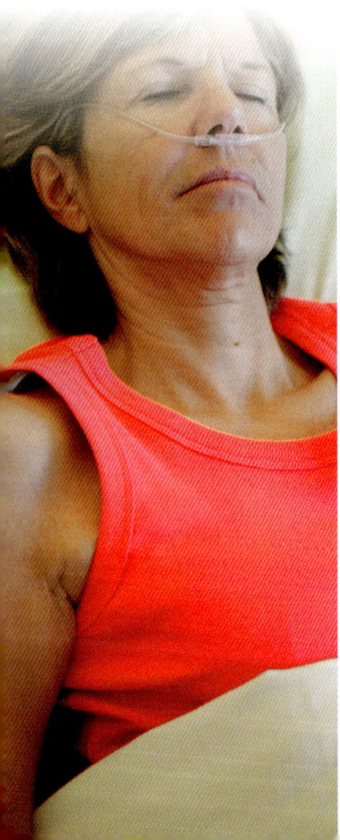

Wahrheit Das stimmt nicht. Der Schlaf und die Leistungsfähigkeit während des Tages können erheblich beeinträchtigt sein, wenn andere Erkrankungen, Störungen der Gemütslage oder Schmerzen auftreten, egal, ob sie akut oder chronisch sind. Es bedarf also keiner primären Schlafstörung wie Schlafapnoe oder Narkolepsie.

F Wie wirkt sich ein niedriger Sauerstoffgehalt im Blut aus?

Ist der Sauerstoffgehalt des Blutes langfristig erniedrigt, können Herzrhythmusstörungen und eine Rechtsherzinsuffizienz, die zu Wassereinlagerungen im Gewebe führen kann, auftreten. Manchmal kommt es zu einer Überproduktion von Hämoglobin, um den Sauerstoffmangel auszugleichen. Das kann ebenfalls zu gesundheitlichen Problemen führen.

F Soll ich ins Schlaflabor gehen, um meine nächtlichen Sauerstoffwerte messen zu lassen?

Wenn ein Arzt misst, dass die Sauerstoffsättigung des Blutes im Ruhezustand bei Ihnen tagsüber unter 85 Prozent liegt, sinkt der Wert nachts wahrscheinlich weiter ab und Sie können sich im Schlaf nicht richtig regenerieren. Eine nächtliche Überwachung der Sauerstoffsättigung mit einem Oxymeter am Finger ist dann der nächste Schritt, damit Ihnen geholfen werden kann.

F Was passiert, wenn die Sauerstoffsättigung erniedrigt ist?

Wenn Ihr Arzt festgestellt hat, dass Ihre Sauerstoffwerte in der Nacht stark absinken, kann Ihnen nachts über eine brillenähnliche Vorrichtung oder Maske zusätzlich Sauerstoff zugeführt werden. Hat eine Blutgasanalyse ergeben, dass Sie zusätzlich auch noch tagsüber erhöhte CO_2-Werte haben, gibt es weitere bzw. andere Therapiemöglichkeiten. Sie sollten in diesem Stadium auf jeden Fall mit einem Lungenfacharzt oder Schlafmediziner sprechen, der Sie weiter betreut. Erkundigen Sie sich auch bei Ihrer Krankenkasse, ob die Behandlung erstattungsfähig ist.

F Kann ich trotz COLD Beruhigungsmittel gegen meine Schlaflosigkeit nehmen?

Das kommt darauf an, wie gravierend die Erkrankung und wie niedrig Ihre Sauerstoffsättigung ist. Bei Beruhigungsmitteln ist immer Vorsicht geraten; Ihr Arzt wird das weitere Vorgehen mit Ihnen besprechen.

WAS IST EINE RESPIRATORISCHE INSUFFIZIENZ?

Es gibt zwei verschiedene Arten der chronischen respiratorischen Insuffizienz: Beim Typ 1 gelangt nicht genügend Sauerstoff in die Lunge, die CO_2-Werte bleiben niedrig. Beim Typ 2 sind die Sauerstoffwerte niedrig, die CO_2-Werte dagegen hoch. Bei normaler Atmung sind die Sauerstoffwerte hoch und die CO_2-Werte niedrig. Durch welche Erkrankungen die Insuffizienz entstehen kann, lesen Sie hier:

KÖRPERREGION	RESPIRATORISCHE INSUFFIZIENZ MÖGLICH BEI
Lunge und Atemwege	• Lungenfibrose (Vernarbung des Lungengewebes) • Erkrankungen der Lungengefäße • COLD (chronisch-obstruktive Lungenerkrankung) • Bronchiektasen (erweiterte Atemwege mit vermehrter Schleimproduktion) • Zystische Fibrose (Mukoviszidose)
Brustkorb	• Kyphoskoliose (übermäßige Krümmung der Wirbelsäule) • Thorakoplastik (operative Rippenentfernung) • Hypoventilation bei Fettleibigkeit (verringerter Atemantrieb)
Zentrales Nervensystem	• Zentrale alveoläre Hypoventilation (verringerter oder fehlender Atemantrieb)
Muskeln und Nerven	• Rückenmarksverletzungen (in der Halswirbelsäule) • Motoneuron-Erkrankungen (fortschreitende Degeneration der Gehirn- und Rückenmarksnerven, die die Muskeln kontrollieren) • Poliomyelitis (Kinderlähmung) • Postpoliomyelitis-Syndrom (Muskelschwäche und Erschöpfung Jahre nach einer überstandenen Poliomyelitis) • Muskeldystrophien und Myopathien (Muskelerkrankungen mit Muskelschwäche)

Ⓕ **Was passiert im Schlaf bei respiratorischer Insuffizienz?**

Im Frühstadium funktioniert der Gasaustausch im Non-REM-Schlaf noch recht gut; nur im REM-Schlaf kann die Atmung das Defizit nicht kompensieren. Der Sauerstoffgehalt im Blut sinkt, der CO_2-Gehalt steigt. Diese Problematik verschärft sich, wenn die Atemschwierigkeiten zunehmen, und zwar über alle Schlafphasen und später auch tagsüber, bis die Symptome dem Typ 2 entsprechen.

Ⓕ **Welche Symptome findet man beim Typ 2 der respiratorischen Insuffizienz?**

Beim Typ 2 können ganz verschiedene Symptome entstehen: Kurzatmigkeit; schlechter Schlaf mit Schlaflosigkeit, Albträumen und nächtlichem Erwachen; Kopfschmerzen am frühen Morgen; Erschöpfung, Schläfrigkeit und Antriebsmangel; eingeschränkte Leistungsfähigkeit; Appetitlosigkeit und Gewichtsverlust.

Ⓕ **Wie wird die respiratorische Insuffizienz behandelt?**

Ihr Arzt gibt Ihnen hierzu Auskunft und Ratschläge. Lassen Sie sich von einem Lungen- und einem Schlafspezialisten untersuchen, die Ihre Erkrankung genau einschätzen können. Sie können Ihnen z. B. zu einer Behandlung mit einem nicht invasiven Beatmungsgerät raten.

Ⓕ **Wie funktioniert die nicht invasive Beatmung?**

Ein Gerät stellt verschiedene Luftdrücke beim Ein- und Ausatmen her; dabei kann Sauerstoff zugegeben werden, um nachts die Sättigung zu erhöhen. Dadurch verbessert sich Ihre Atmung und die Atemmuskulatur wird entlastet. Ist die Therapie erfolgreich, verbessert sich auch die zentralnervöse Atemregulation.

Ⓕ **Kann ich trotz Insuffizienz Beruhigungsmittel nehmen?**

Das kommt darauf an, wie gravierend die Erkrankung ist und wie niedrig Ihre Sauerstoffsättigung ist. Bei Beruhigungsmitteln ist immer Vorsicht geraten; Ihr Arzt wird das weitere Vorgehen mit Ihnen besprechen.

Hormonstörungen, Herz- und Verdauungsprobleme

F Welche hormonellen Probleme kommen am häufigsten vor?

Hormone spielen eine wichtige Rolle für unseren Stoffwechsel, das Wachstum und die Sexualität. Liegt der Spiegel des Insulins oder der Schilddrüsenhormone nicht im Normalbereich, wirkt sich das auf zahlreiche weitere Systeme und Organe aus. Die meisten Hormonprobleme sind eher selten; Diabetes mellitus und Schilddrüsenerkrankungen sind bei uns am verbreitetsten. Sie kommen so häufig vor, dass man sie fast immer austesten sollte, sobald jemand über Müdigkeit oder Erschöpfung am Tag klagt.

F Wie wirkt sich ein Ungleichgewicht an Schilddrüsenhormonen auf den Schlaf aus?

Durch eine Schilddrüsenunterfunktion (Hypothyreose) kann der Anteil des Tiefschlafs abnehmen. Am wichtigsten zu wissen ist aber, dass gleichzeitig eine Schlafapnoe (siehe S. 58–64) auftreten kann, die nicht verschwindet, wenn die Hypothyreose behandelt wird: Es müssen beide Erkrankungen behandelt werden.

F Wie wirkt sich Diabetes auf den Schlaf aus?

Bei Diabetikern wurden keine besonderen Abweichungen vom normalen Schlafmuster festgestellt. Eine Unterzuckerung im Schlaf kann gefährlich sein, wenn sie nicht bemerkt wird, und man fühlt sich morgens träge. Viele Schlafapnoiker haben Diabetes oder stehen kurz davor. Dabei wird die Schlafapnoe bei Diabetikern oft nicht diagnostiziert. Wenn Sie Diabetiker sind und Symptome einer Schlafapnoe feststellen, sollten Sie unbedingt mit Ihrem Arzt darüber sprechen.

F Wie wirkt sich eine Schilddrüsenüberfunktion (Hyperthyreose) auf den Schlaf aus?

Wenn Ihr Körper zu viele Schilddrüsenhormone produziert, beschleunigt sich Ihr Stoffwechsel erheblich, was unter anderem zu Schlaflosigkeit führen kann. Das wiederum kann zu Stimmungsschwankungen führen und Ihre niedrige Frustrationstoleranz und Ihre Reizbarkeit noch verschärfen. Durch eine Therapie der Überfunktion legt sich das wieder, und Sie können ruhiger schlafen. Zu Beginn der Behandlung können Beruhigungsmittel hilfreich sein.

F Welche Verbindung besteht zwischen Herzerkrankungen und Schlaf?

Viele Herzbeschwerden können sich durch die normalen nächtlichen Hormonschwankungen und Umstellungen im Zentralen Nervensystem verschlimmern. Man schätzt, dass rund 20 Prozent der Herzinfarkte und 15 Prozent der Fälle von plötzlichem Herztod zwischen Mitternacht und 6 Uhr morgens auftreten. Das höhere Risiko einer Verschlimmerung der Krankheit in der Nacht mag darauf zurückgehen, dass viele Menschen sich ihrer Symptome nicht bewusst sind, wenn sie schlafen.

F Wie kann sich im Schlaf das Risiko eines Herzinfarkts erhöhen?

Während der verschiedenen Schlafstadien gibt es hormonelle Schwankungen und Veränderungen des Zentralen Nervensystems (bestehend aus Sympathikus und Parasympathikus), das u. a. für unsere Stressreaktion zuständig ist. Wenn sich diese Systeme im Schlaf verändern, kann das ein krankes Herz noch weiter strapazieren und zu Rhythmus- und Frequenzstörungen, Herzenge und Herzinfarkten führen. Manche Herzmedikamente und Mittel gegen Bluthochdruck können auch heftige Träume voller Gewalt auslösen (und so den Puls hochtreiben) und zu unruhigem Schlaf führen. Eine Schlafapnoe kann das Herz zusätzlich belasten.

Ⓕ Was kann ich tun, damit im Schlaf mein Herz nicht gefährdet ist?

Zunächst sollte jeder Herzpatient seinen Lebensstil überprüfen und darauf achten, dass er sich innerhalb seiner Grenzen ausreichend bewegt, die Medikamente zuverlässig einnimmt, ausgewogen isst, nicht zu viel raucht und trinkt und sich regelmäßig vom Arzt durchchecken lässt. Wenn Sie vermuten, dass Sie eine Schlafapnoe haben, sollten Sie Ihren Arzt darauf ansprechen. Dasselbe gilt, wenn Sie glauben, dass Ihre Medikamente zu Schlafproblemen führen. Liegt Ihr Blutdruck nicht im Normbereich, ist eine Therapie notwendig, und alle nächtlichen Herzsymptome sollten Sie unbedingt mit Ihrem Arzt besprechen.

Ⓕ Wie wirkt sich eine Herzinsuffizienz auf den Schlaf aus?

Eine Herzinsuffizienz, die nicht richtig therapiert wird oder stark ausgeprägt ist, kann zu häufigem nächtlichen Aufwachen führen, oft verbunden mit Atemnot und Panik. Gleichzeitig kann eine Schlafapnoe vorliegen, die den Schlaf ebenfalls stört. Es kann zu Atemstillständen kommen, wenn die Atemkontrollzentren im Gehirn schlecht durchblutet werden. Dadurch kann die Tagesmüdigkeit und Erschöpfung zunehmen. Die beschriebenen Symptome sind keineswegs normal; wenn Sie sie haben, müssen Sie mit Ihrem Arzt sprechen. Ein Spezialist sollte die Atemstörungen bei einer Herzinsuffizienz untersuchen.

Ⓕ Welche Verdauungsstörungen können den Schlaf beeinträchtigen?

Alle Probleme des Verdauungstrakts können den Schlaf stören, sodass man sich nachts nicht regenerieren kann. Am häufigsten sind unkontrollierte Durchfälle aufgrund einer Darminfektion, schlecht therapierte chronische Darmentzündungen und das Reizdarmsyndrom. Auch Reflux-Probleme wie Sodbrennen sind verbreitet.

F Ich leide nachts unter Sodbrennen. Ist das normal?

Rund sieben Prozent der sonst gesunden Menschen leiden fast täglich unter Sodbrennen. Die meisten davon haben es auch nachts, da stört es den Schlaf und man ist morgens nicht frisch und erholt. Gelegentliches Sodbrennen, meist nach einem schweren oder scharf gewürzten Essen, ist aber nichts Ungewöhnliches.

F Was kann ich gegen mein nächtliches Sodbrennen tun?

Es gibt einige einfache Maßnahmen, mit denen Sie das Sodbrennen verringern können: Essen Sie abends, einige Stunden vor dem Einschlafen, nur kleine Mahlzeiten. Ein hochgestelltes Kopfteil im Bett kann ebenfalls helfen; oder Sie legen am Kopfende etwas unter die Matratze. Manche Menschen behelfen sich auch mit mehreren Kopfkissen. Ein Glas Milch oder ein Mittel, das die Magensäure neutralisiert (Antazid), kommt ebenfalls infrage. Vermeiden Sie Speisen, die zu Sodbrennen führen, sowie Alkohol vor dem Schlafengehen. Bei chronischem Sodbrennen müssen Sie einen Arzt zurate ziehen. Es gibt gute Untersuchungs- und Behandlungsmethoden. Wird das Sodbrennen nicht behandelt, könnte das zu Geschwüren und langfristig sogar zu Speiseröhrenkrebs führen.

F Warum verschlimmert sich das Sodbrennen nachts?

Für eine nächtliche Verschlimmerung können mehrere Faktoren verantwortlich sein, darunter unsere Schlafposition und dass wir nachts weniger Speichel produzieren und seltener schlucken. Magensäure, die in die Speiseröhre zurückfließt, wird dadurch nicht wieder in den Magen gespült. Außerdem produziert der Magen nachts auch noch verstärkt Säure. Alkohol und Beruhigungsmittel können das Sodbrennen verschlimmern, weil sie den Säureabbau hemmen.

Schlaf und Krebs

F Wie entsteht die Erschöpfung bei Krebspatienten?

Bei einer Krebserkrankung können mehrere Faktoren zur Müdigkeit beitragen. Als körperliche Ursachen kommen z. B. Gewichtsverlust, der körperliche Abbau, Blutbildungsstörungen (wenn das Knochenmark betroffen ist) und ein Ungleichgewicht im Hormon-, Salz- oder Wasserhaushalt infrage. Psychische Probleme wie Depressionen und Ängste sowie Schlafstörungen und Störungen der zirkadianen Rhythmik können ebenso zu Schläfrigkeit und Müdigkeit führen wie Krebstherapien (Chemotherapie und Bestrahlungen).

F Welcher Unterschied besteht zwischen Erschöpfung und Schläfrigkeit?

Es ist wichtig, zwischen diesen beiden Beeinträchtigungen unserer Lebensqualität zu unterscheiden: Bei Erschöpfung spürt man muskuläre Schwäche und Energiemangel, ist aber nicht müde. Zur Schläfrigkeit gehört das Bedürfnis, einzuschlafen, oder mehrfaches unabsichtliches Einnicken tagsüber.

F Wie behandelt man Schläfrigkeit bei Krebs?

Die Schläfrigkeit kann auf viele Ursachen zurückgehen; eine primäre Schlafstörung kann sogar bereits vor der Krebserkrankung vorgelegen haben. Hat ein Krebspatient z. B. eine Schlafapnoe, dann sollte diese behandelt werden wie bei allen anderen Schlafapnoikern auch. Führen Krebsmedikamente oder die Chemotherapie zu nächtlichen Bewegungsstörungen (z. B. Restless-Legs-Syndrom), dann ist dafür eine eigene Therapie nötig. Hat sich eine Depression eingestellt, sollte diese auch behandelt werden. Neben medikamentöser Behandlung ist auch eine gute Schlafhygiene wichtig (siehe S. 35).

F Wie wird die Erschöpfung bei Krebs behandelt?

Ihr Arzt entscheidet, ob es eine bestimmte Ursache gibt. Dazu muss geklärt sein, dass die Biochemie des Körpers ausgeglichen ist, eine eventuelle Anämie sowie alle Infektionen behandelt sowie hormonelle Entgleisungen behoben sind. Manche Störungen können als Nebenwirkung einer Krebstherapie auftreten. Übelkeit, Erbrechen und Schmerzen müssen ebenfalls therapiert werden. Körperliche Aktivität verringert die Erschöpfung oft. Bei leichter Bewegung, etwa Spaziergängen an der frischen Luft, nimmt der Körper mehr Licht auf, dies wirkt gegen Depressionen und kann zu einem gesunden Schlaf-Wach-Rhythmus führen. Es gibt auch Medikamente gegen die Erschöpfung.

F Kann ein günstiges Timing der Krebsbehandlungen die Erschöpfung reduzieren?

Studien legen nahe, dass es tatsächlich die Erschöpfung und Übelkeit abmildern und die Lebensqualität erhöhen kann, wenn die Krebstherapie auf die zirkadiane Rhythmik des Patienten abgestimmt wird. Wenn eine Chemotherapie entsprechend verabreicht wird, können manchmal sogar höhere Dosen gewählt werden, die dennoch weniger unerwünschte Nebenwirkungen haben. Die Forschungen auf diesem Gebiet sind noch längst nicht abgeschlossen.

F Können Krebsmedikamente zu Schläfrigkeit führen?

In der Krebstherapie kommen viele Mittel zum Einsatz, das Spektrum reicht von Paracetamol über nichtsteroidale Antiphlogistika (Entzündungshemmer) bis zu Opiaten (Morphium) und synthetischen Opioiden. Letztere können zu Dämmerzuständen führen; wenn Sie sich also allzu schläfrig fühlen, sprechen Sie mit Ihrem Arzt über eine andere Dosierung. Beruhigungsmittel wie Benzodiazepine setzt man öfters gegen Schlaflosigkeit ein; sie können zu einer Art Kater am nächsten Tag führen. Sprechen Sie mit Ihrem Arzt über Ihre Beschwerden.

Schlaf und Schmerz

F Was ist Schmerz?

Die International Association for the Study of Pain (IASP) definiert Schmerz als »unangenehmes Sinnes- und Gefühlserlebnis, das mit tatsächlicher oder potenzieller Gewebeschädigung verknüpft ist oder mit Begriffen einer solchen Schädigung beschrieben wird«.

F Was sind akute Schmerzen?

Akute Schmerzen halten meist nicht lange an, es gibt Mittel zur Linderung und sie beeinträchtigen die Lebensqualität oder die Gesundheit nicht längerfristig.

F Was sind chronische Schmerzen?

Sie dauern länger an als akute. Geht der Schmerz wochen- oder monatelang nicht weg und ist nicht unter Kontrolle zu bringen, leiden die Lebensqualität, die Alltagsbewältigung, die beruflichen Leistungen und die Beziehungen. Auch die emotionalen Aspekte sind zu berücksichtigen, sonst können die Schmerzen zu schweren Störungen führen.

F Wie können Schmerzen den Schlaf beeinträchtigen?

Akute Schmerzen können das Einschlafen verhindern oder hinauszögern, zu nächtlichem Erwachen führen und die Schlafqualität verschlechtern. Da diese Beschwerden aber meist nur kurzfristig sind, bessert sich der Schlaf wieder, sobald die Schmerzen behandelt werden oder weggehen. Chronische Schmerzen, die weniger stark, dafür aber lang anhaltend sind, können zu einem Teufelskreis führen (siehe S. 97), in dem man durch den gestörten Schlaf unausgeruht und noch schmerzempfindlicher wird. Hält das Problem an, werden auch die Stimmung, die Antriebskräfte, das Verhalten und die allgemeine Sicherheit tagsüber in Mitleidenschaft gezogen.

Ⓕ **Wie verbreitet sind Schlafprobleme bei chronischen Schmerzen?**

Man schätzt, dass 11–29 Prozent der Erwachsenen unter chronischen Schmerzen leiden und dass 50–90 Prozent von ihnen, unabhängig von den Schmerzursachen, unter Schlafstörungen leiden.

Ⓕ **Welche weiteren Schlafprobleme gibt es neben Schlaflosigkeit noch bei chronischen Schmerzen?**

Menschen mit chronischen Schmerzen können zusätzlich unter Albträumen, nächtlichen Bewegungsstörungen, Schlafapnoe, Schwitzen und Herzrasen leiden. Bei Patienten, die Opiate oder Opioide bekommen, kann es zu Atemaussetzern zu Beginn des Schlafs kommen, weil auch die Atemzentren im Gehirn beeinflusst werden.

DER TEUFELSKREIS DES SCHMERZES

Akute Schmerzen können kurzzeitig die Schlafqualität beeinträchtigen, doch das gibt sich, sobald die Betroffenen anschließend wieder gut schlafen oder der Schmerz bekämpft wird, sodass der Schlaf nicht gestört wird. Werden Schmerzen chronisch und beeinträchtigen den Schlaf anhaltend, kann dies zu einem Teufelskreis führen: Schlafmangel macht schmerzempfindlicher, was wiederum den Schlaf stört.

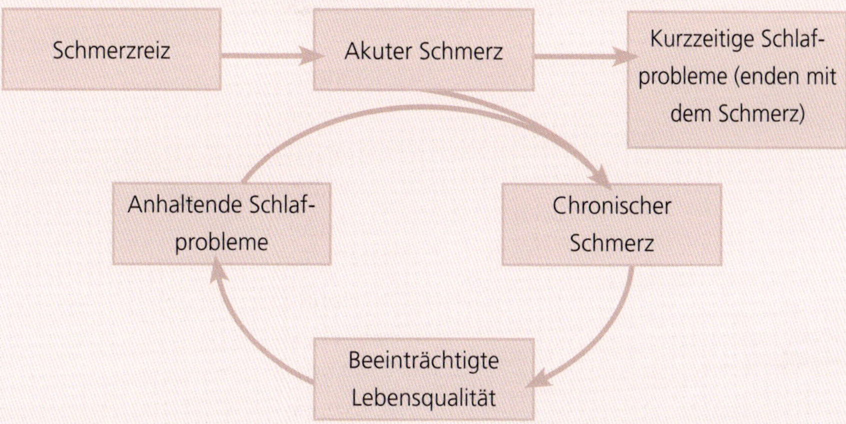

F Wodurch entsteht die Schlafstörung bei chronischen Schmerzen?

Durch chronische Schmerzen wird der Schlaf unterbrochen, man wacht öfters auf und ist morgens nicht erholt. Die Zerstückelung des Schlafs kann auch zu vermehrtem Schlaf der Stadien 1 und 2 führen, das heißt, es kommt zu weniger Tiefschlaf, der für die körperliche Regeneration wichtig ist. Schmerzpatienten wachen nachts auch vielfach sehr kurz auf, wenn sich der Körper bewegt. Man nimmt bei ihnen außerdem eine erhöhte Sympathikusaktivität an, was zu gesteigerter Ängstlichkeit und Ein- und Durchschlafproblemen führt.

F Welche Symptome hat chronischer Schmerz tagsüber?

Schlecht therapierter Schmerz zusammen mit schlechtem Schlaf kann zu Erschöpfung, extremer Tagesmüdigkeit, Kopfschmerzen, Schläfrigkeit beim Autofahren, Ängsten, Wut und Frustration führen.

F Wie werden die Schlafprobleme bei chronischen Schmerzen behandelt?

Der Schlüssel, um die Schlafprobleme unter Kontrolle zu bekommen, ist eine wirksame Therapie der Schmerzen sowie der damit verbundenen Stimmungsschwankungen. Eine Mehrschritt-Therapie, die auf die unterschiedlichen Symptome eingeht, ist zu empfehlen. Ihre Ärztin oder Ihr Arzt sollte feststellen, ob Sie eine primäre Schlafstörung haben (siehe S. 50–81) und mit Ihnen Ihre Schlafhygiene besprechen (siehe S. 35). Sie oder er wird herausfinden, ob eine Gesprächstherapie (etwa eine Verhaltenstherapie, siehe S. 182) oder physikalische Therapien wie Massagen oder TENS (Elektrostimulation) Ihnen helfen könnten. Dann wird bestimmt, welche Medikamente und andere Schmerztherapien für Sie infrage kommen. Die Behandlung von chronischen Schmerzen ist komplex und sollte von Spezialisten oder in einer Schmerzklinik durchgeführt werden.

Psychische Störungen

F Wie beeinflusst eine Depression den Schlaf?

Depressionen können Schlafstörungen verschiedenster Art verursachen. Dabei spielen mehrere Faktoren eine Rolle, so die gesteigerte Wachheit und Ängste, Verschiebungen der zirkadianen Rhythmik (was teilweise auf die eingesetzten Medikamente zurückgehen kann) und schließlich die Tatsache, dass der Gehirnstoffwechsel und die Strukturen, die unseren Schlaf-Wach-Rhythmus regulieren, auch an der Regulation unsere Stimmungslage beteiligt sind. Sowohl der gestörte Schlaf wie die Müdigkeit sind wichtige Hinweise auf eine mögliche Depression. Schlafstudien mit depressiven Patienten ergaben, dass sie u. a. Probleme beim Durchschlafen, weniger Slow-Wave-Schlaf (Tiefschlaf) und Veränderungen in den REM-Phasen haben.

F Wie werden Schlafprobleme bei Menschen mit affektiven Störungen behandelt?

Bei einer schweren Depression brauchen Sie die Hilfe eines Arztes bzw. Psychiaters. Es gibt etliche wirksame Medikamente zur Behandlung. Nicht alle wirken bei jedem Patienten; deshalb müssen Sie vielleicht erst verschiedene ausprobieren, um das Ideale zu finden. Die meisten Antidepressiva wirken auf den Gehirnstoffwechsel ein. Bei vielen dauert es einige Wochen, bis die Wirkung einsetzt; die Behandlung sollte mindestens sechs Monate dauern.

F Welche weiteren Therapiemethoden gibt es bei Depressionen?

Die kognitive Verhaltens- und andere Gesprächstherapien können eine sinnvolle Ergänzung sein, je nach Schweregrad der Depression. Schlafentzug und Lichttherapie sind Alternativen zur medikamentösen Behandlung oder können sie ergänzen. Die Behandlung muss aber unter ärztlicher Anleitung stattfinden.

Bin ich depressiv?

Die folgenden Fragen basieren auf dem Fragebogen zur Selbsteinschätzung nach Zung. Sie können damit feststellen, ob Sie unter einer leichten affektiven Störung leiden, und wenn ja, wie stark sie ist. Sie sind für Heranwachsende und Erwachsene geeignet, ersetzen aber keine professionelle Diagnose. Wenn Sie also unsicher sind, sollten Sie einen Arzt zurate ziehen. Sie können ihm den ausgefüllten Fragebogen vorlegen. Lesen Sie die Sätze und markieren Sie, welche Spalte auf Sie zutrifft. Jede Frage bezieht sich darauf, wie es Ihnen in der letzten Woche ging. Denken Sie beim Ankreuzen der Antworten nicht zu lange nach, denn es geht um Ihre

Machen Sie ein Häkchen in der Spalte, die auf Sie zutrifft	Selten	Manchmal	Meistens	Immer
Ich bin trübsinnig	1	2	3	4
Morgens fühle ich mich am besten	4	3	2	1
Ich muss oder möchte oft weinen	1	2	3	4
Ich kann nachts schlecht schlafen	1	2	3	4
Ich esse gleich viel wie immer	4	3	2	1
Sex macht mir Spaß	4	3	2	1
Ich habe Gewicht verloren	1	2	3	4
Ich leide unter Verstopfung	1	2	3	4
Mein Herz schlägt stärker als sonst	1	2	3	4
Ich bin grundlos müde	1	2	3	4

Stimmung, nicht um absolute Präzision. Zählen Sie anschließend Ihre Zahlen zusammen, ein Punktwert von 80 ist das Maximum. Liegen Sie über 50, könnten Sie depressiv sein. Wenn Sie mehr als 50 Punkte haben oder befürchten, depressiv zu sein, sollten Sie mit einem Arzt oder Psychologen darüber sprechen.

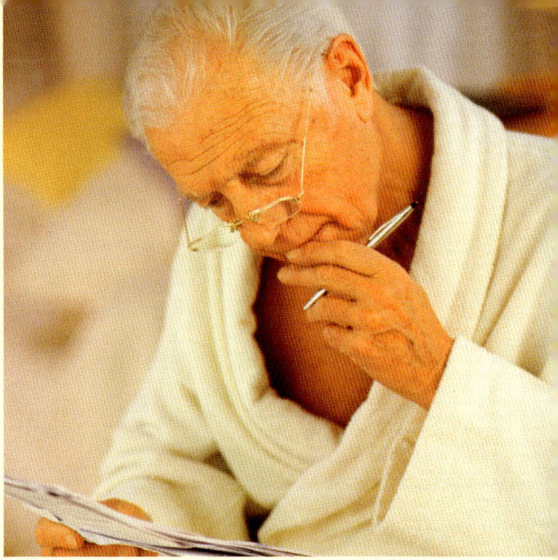

Machen Sie ein Häkchen in der Spalte, die auf Sie zutrifft	Selten	Manchmal	Meistens	Immer
Mein Verstand ist so klar wie immer	4	3	2	1
Den Alltag zu bewältigen, fällt mir leicht	4	3	2	1
Ich bin rastlos und kann nicht stillhalten	1	2	3	4
Ich blicke zuversichtlich in die Zukunft	4	3	2	1
Ich bin reizbarer als sonst	1	2	3	4
Entscheidungen fallen mir leicht	4	3	2	1
Ich fühle mich nützlich und gebraucht	4	3	2	1
Mein Leben ist einfach schön	4	3	2	1
Ich genieße nach wie vor mein Leben	4	3	2	1
Ich glaube, für die anderen wäre es besser, wenn ich tot wäre	1	2	3	4

F Wie wirkt sich Schizophrenie auf den Schlaf aus?

Schizophrenie ist eine schwere Persönlichkeitsstörung, von der etwa ein Prozent aller Menschen betroffen sind. Die genaue Ursache für diese Erkrankung ist unbekannt. Schizophrenie wirkt sich auf unterschiedliche Weise auf den Schlaf aus. Aufgrund einer Psychose erregte Patienten können lange Zeit unter Schlaflosigkeit leiden. Sie ist die häufigste Schlafstörung bei schizophrenen Patienten und zeigt sich oft in einer verringerten Schlafdauer, fragmentiertem Schlaf mit Wachphasen zwischendurch sowie durch Einschlafprobleme. Bei manchen Menschen kehrt sich der Schlaf-Wach-Rhythmus um, sie bleiben nachts am liebsten wach und schlafen bei Tag. Andere erleben Albträume und häufige hypnagoge Halluzinationen (optische Halluzinationen beim Einschlafen). Alkohol- und Arzneimittelmissbrauch kann die Probleme verschärfen.

F Wie beeinträchtigt eine Angststörung den Schlaf?

Angststörungen können zu Panikattacken führen, die im Schlaf auftreten und durch heftigste Ängste und Schrecken gekennzeichnet sind; dazu kommen u. a. Herzrasen, Brustschmerzen, Benommenheit und Übelkeit. Treten nächtliche Panikattacken auf, kann sich die Angststörung verschlimmern und Verhaltensstörungen bei der Schlafhygiene können auftreten. Viele Menschen mit Angststörungen leiden auch unter Depressionen; die Hauptschlafstörung ist Schlaflosigkeit. Ungesunde Gewohnheiten wie übermäßiger Koffeinkonsum oder starkes Rauchen können die Angststörung verstärken. Maßnahmen zur Schlafhygiene sind hier höchst empfehlenswert. Daneben wird mit Medikamenten und Gesprächstherapie behandelt, was oft sehr wirkungsvoll ist.

F Wie beeinflusst eine bipolare Störung den Schlaf?

Während der manischen Phasen ist das Schlafbedürfnis herabgesetzt, was die Patienten meist nicht problematisch finden. In den depressiven Phasen entsprechen die Schlafstörungen denen bei einer Depression (siehe S. 99). Einschlafschwierigkeiten, Aufwachen am frühen Morgen und Erschöpfung während des Tages treten häufig auf. Es gibt aber auch Patienten, die in depressiven Phasen über zu viel Schlaf, Aufwachprobleme und extreme Schläfrigkeit tagsüber klagen. Es kann auch zum Hochschrecken aus Träumen kommen. Durch die Therapie verschwinden die meisten Schlafprobleme, nur die Schlaflosigkeit kann hartnäckig sein.

F Was ist eine nächtliche »Binge-Eating-Störung«?

Mit Binge Eating werden »Fressattacken« bezeichnet; bei dieser Störung essen und trinken die Betroffenen nachts unfreiwillig und viel, oft ohne es später noch zu wissen (wie Schlafwandler). Nur manche erinnern sich am nächsten Morgen daran. Normalerweise werden kalorienreiche Nahrungsmittel verschlungen, oft Ungenießbares, bizarre Kombinationen, z. B. Limonade mit Hundekuchen, oder sogar Giftiges. Die Patienten haben am nächsten Morgen keinen Appetit und können sich aufgebläht fühlen. Gewichtszunahmen sind die Regel.

F Gibt es Schlafstörungen im Zusammenhang mit Magersucht (Anorexia nervosa) oder Bulimie?

Bei Untergewicht schlafen die Patienten meist weniger. Sie klagen jedoch kaum über Schlaflosigkeit, weil die Zeit meist für andere Aktivitäten genutzt wird, z. B. Sport. Fressattacken können zu längerem Schlaf führen; treten sie nachts auf, schlafen die Betroffenen meist bis in den Tag hinein. Anscheinend schlafwandeln Menschen mit Essstörungen häufiger als andere, doch das wurde noch nicht systematisch untersucht.

Schlaf und saisonale Depression

Ⓕ Was ist eine saisonale Depression (Winterdepression)?

Eine SAD *(seasonal affective disorder)* ist eine psychische Störung, die jedes Jahr in den Herbst- und Wintermonaten wiederkehrt, wenn die Nächte lang und die Tage kurz sind. Wir fühlen uns alle besser, wenn die Sonne scheint. Werden die Tage im Herbst kürzer und das Wetter trüb und regnerisch, nimmt die Lebensfreude ab und wir gehen weniger raus. Wir neigen sogar dazu, uns einzuigeln, von anderen abzuschotten und weniger zu arbeiten. Wenn dann die langen Winternächte kommen, sitzen viele von uns allein und antriebslos zu Hause. Bei leichten, sogenannten subsyndromalen Fällen ist das noch nicht schlimm, doch es kann sich auch eine starke Depression entwickeln, die jedes Jahr in der dunklen Jahreszeit wiederkehrt.

Ⓕ Wie verbreitet sind saisonale Depressionen?

In Nordeuropa leiden etwa zwei Prozent unter einer ausgeprägten saisonalen Depression und rund zehn Prozent unter einer leichteren Form davon. Wer in einer tropischen Gegend aufgewachsen ist oder längere Zeit dort gelebt hat, kann eher eine SAD entwickeln, wenn er in ein Land zieht, in dem es im Winter wesentlich dunkler ist. Bei Menschen, die nicht weiter als 30 Grad nördlich oder südlich vom Äquator entfernt leben, kommt SAD so gut wie nicht vor, denn die Tage und Nächte sind dort im Winter wie im Sommer immer etwa gleich lang, und das Licht ist immer gleich hell und stark.

SYMPTOME DER SAISONALEN DEPRESSION

Die SAD-Symptome treten in den Wintermonaten auf, wenn es weniger Licht gibt; sie verschwinden im Frühjahr und Sommer. Die Diagnose SAD ist möglich, wenn die Symptome zwei oder mehrere Winter auftreten und eine andere Depression, ein Stimmungstief, eine Stoffwechselstörung oder eine andere Erkrankung als Ursache nicht infrage kommen.

Schlafprobleme: zu langes Schlafen; Schwierigkeiten, tagsüber wach zu bleiben; frühzeitiges Erwachen; unruhiger Schlaf

Stimmung: depressiv; ängstlich; niedriges Selbstwertgefühl; reizbar; weinerlich; Selbstmordgefahr; kaum Stressbewältigung im Alltag; Anspannung

Essen: Überessen; Heißhunger; Gewichtszunahme; Bulimie (Ess-Brech-Sucht)

Energiepegel: niedrig; man fühlt sich erschöpft und lethargisch

Soziale Probleme: soziale Kontakte werden vermieden; Reizbarkeit und Zorn

Denkprozesse: Konzentrations- und Gedächtnisschwierigkeiten

Libido: vermindertes Interesse an Sexualität und körperlicher Nähe

Hormonprobleme: unregelmäßige Menstruation

Drogenmissbrauch: erhöhte Gefahr des Alkohol- und Drogenmissbrauchs

Immunsystem: erhöhte Anfälligkeit für virale Infekte

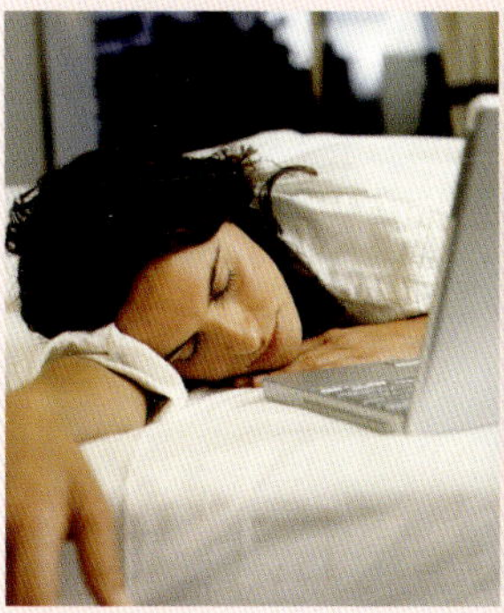

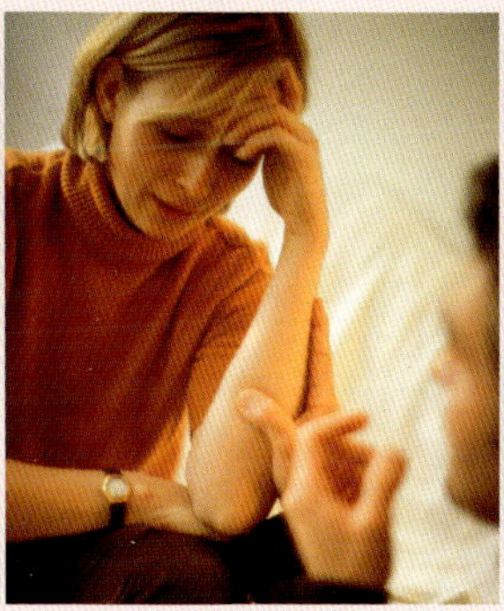

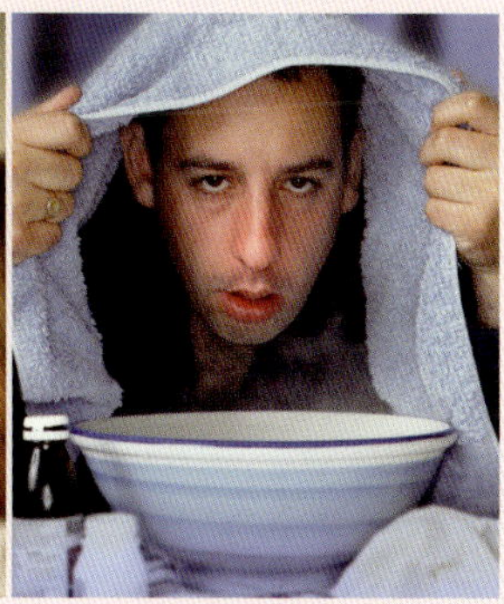

F Wer kann SAD bekommen?

SAD kann in jedem Alter auftreten, doch meist entwickelt sie sich zwischen 18 und 30. Sie wird mitunter von einschneidenden Erlebnissen ausgelöst, etwa einer Geburt oder einem Verlust. SAD scheint bei Frauen doppelt so häufig vorzukommen wie bei Männern, das kann aber täuschen, denn Männer geben es oft nicht gerne zu, wenn sie sich depressiv oder ängstlich fühlen.

F Wodurch wird SAD verursacht?

SAD ist als eigenständige Erkrankung erst seit 20 Jahren anerkannt; ebenso lange werden die Charakteristika, Folgen und Behandlungsmöglichkeiten wissenschaftlich untersucht. Etliche Faktoren führen zu SAD, die genaue Ursache ist aber noch unklar. Man weiß, dass der Grad an Tageslicht, der nötig ist, um über den Hypothalamus den Gehirnstoffwechsel und die Hormonproduktion anzuregen, die wichtigste Rolle spielt. Bei einer Winterdepression ist der Serotoninspiegel erniedrigt; es kann also sein, dass Serotoninmangel oder eine eingeschränkte Wirkung von Serotonin einer der Auslöser der SAD-Symptome ist.

F Spielt Melatonin eine Rolle bei SAD?

Bei Menschen, die unter SAD leiden, wurden hohe Melatoninwerte (siehe S. 18) gemessen, die sich im Frühjahr und Sommer wieder normalisieren. Das ist aber nur ein möglicher Auslöser dieser Störung, und die Unterdrückung von Melatonin durch eine Lichttherapie beseitigt nicht alle Symptome. Eine anderer Erklärungsversuch für die Symptome der SAD und ihre jahreszeitliche Abhängigkeit geht von feinen Verschiebungen oder Veränderungen unserer inneren Uhr aus. Eine Verlangsamung der zirkadianen Rhythmik könnte zu Veränderungen der neuronalen Verbindungen zwischen Suprachiasmatischem Nukleus und Hypothalamus führen.

LICHTTHERAPIE

Die Lichttherapie gehört zu den effektivsten Behandlungsmethoden bei saisonaler Depression. Sie wirkt innerhalb von 3–5 Tagen bei 80 Prozent der Patienten. Es sind verschiedene Lichttherapiegeräte auf dem Markt, die es auch zu mieten gibt. Achten Sie stets darauf, dass die Lampe für die Lichttherapie geeignet ist.

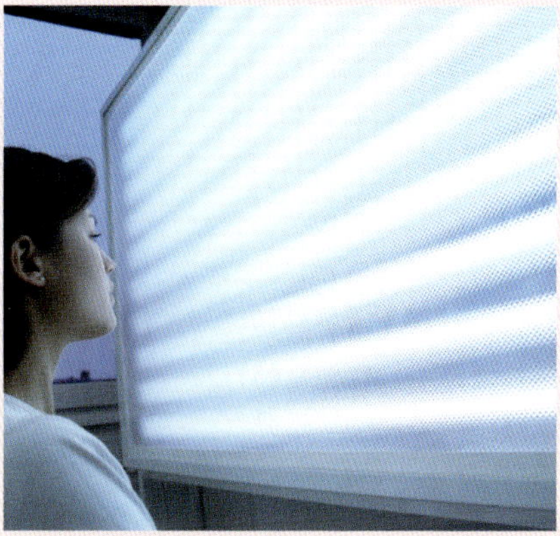

BESTRAHLUNG

Sie sollten sich zwischen einer halben und mehreren Stunden täglich dem Licht aussetzen. Zwei Stunden insgesamt reichen meist aus, vier sind das Maximum. Das Licht ist zehnmal so hell wie eine normale Raumbeleuchtung. Wenn es zu Kopfschmerzen, Reizbarkeit oder Übelkeit kommt, sollten Sie sich weniger lang bestrahlen lassen. Gehen Sie zum Arzt, wenn die Probleme anhalten.

BEHANDLUNG

Sie sollten im Herbst mit der Behandlung beginnen und sie bis zum Frühling täglich durchführen. Sie sitzen dabei mit etwas Abstand und geöffneten Augen vor der Lichttherapielampe. Der Lichteinfall ins Auge darf nicht behindert werden, Sie sollten also keine gefärbten Kontaktlinsen tragen. Sie können die Lichttherapie von frühmorgens bis zum Nachmittag durchführen, nur abends sollten Sie sich nicht bestrahlen lassen, damit Ihr Körper Melatonin produziert und Sie einschlafen können.

DOSIERUNG

Die minimale Lichtintensität, mit der SAD behandelt werden muss, ist 2500 Lux; die meisten normalen Lampen schaffen nur 200–500 Lux. Zu einer speziellen Lichttherapielampe gibt es keine Alternativen: Bräunungs- und Solariumlampen etwa geben zu viel UV-Strahlung ab und können den Augen schaden.

F Wann tritt SAD auf?

Auf der Nordhalbkugel kann SAD zwischen September und April auftreten; am stärksten ist sie meist in den dunklen Monaten von Dezember bis Februar. Wenn die Symptome in zwei aufeinanderfolgenden Wintern auftreten, kann man ziemlich sicher von einer SAD ausgehen.

F Was passiert bei einer SAD?

Die Symptome (siehe S. 105) treten saisonal auf, SAD hat man also anders als eine »normale« Depression nur im Winter. Bei den meisten Menschen gehen die Symptome zurück, sobald die Tage wieder länger werden; manche erleben sogar kurz eine regelrechte Manie und Hyperaktivität, wenn es endlich Frühling wird. Doch auch diese Symptome verschwinden wieder. Bei subsyndromaler SAD leidet man nicht oder kaum unter Depression oder Ängsten. Typisch sind in dem Fall vor allem Ess- und Schlafprobleme während der Wintermonate. Die Symptome halten nicht so lange an wie bei schwerer SAD.

F Wie wird SAD behandelt?

Die häufigste und wirksamste Behandlungsmethode bei saisonaler Depression ist die Lichttherapie (siehe S. 107). Psychotherapie, psychologische Beratung und kognitive Verhaltenstherapie (siehe S. 182–183) können eine sinnvolle Ergänzung zur Lichttherapie sein.

F Können Antidepressiva die Behandlung von SAD unterstützen?

Bei schwerer SAD können Medikamente helfen, die den Serotoninspiegel im Gehirn erhöhen bzw. ins Gleichgewicht bringen. Sie können wenn nötig zusammen mit der Lichttherapie (siehe S. 107) eingesetzt werden. Ihr Arzt kann Ihnen Wirkstoffe wie Paroxetin (z. B. Euplix, Seroxat), Fluoxetin (z. B. Fluctin, Fluxet) und Sertralin (z. B. Gladem, Zoloft) verschreiben. Meist dauert es einige Wochen, bis die Wirkung ganz eingetreten ist.

F Gibt es eine Heilung bei SAD?

Das einzige »Heilmittel«, das wir kennen, besteht darin, nahe an den Äquator zu ziehen. Ein Winterurlaub in sonnigen Regionen oder ein Skiurlaub (bei dem das Licht vom Schnee reflektiert wird) kann die Symptome lindern. Zu Hause werden die Symptome aber zurückkehren.

F Wie können meine Familie und meine Freunde mich bei SAD unterstützen?

Damit das Zusammenleben nicht belastet wird, sind Aufklärung und Verständnis notwendig. Ein Partner, Angehöriger oder Freund kann Sie dabei unterstützen, die Therapie durchzuhalten und Ihre Gewohnheiten zu verändern (s. u.). In Selbsthilfegruppen und im Internet finden Sie weitere Informationen und Unterstützung (siehe S. 184).

WAS KANN ICH SONST NOCH TUN?

- Versuchen Sie im Winter viel rauszugehen, besonders mittags, das kann immerhin die Symptome lindern.
- Arbeiten Sie möglichst an einem hellen Fenster.
- Streichen Sie Ihre Wände weiß oder in Pastellfarben, damit die Räume heller wirken.
- Vermeiden Sie im Winter Stress, soweit es geht. Das kann schwierig sein, wenn etwa weihnachtliche Familientreffen anstehen, aber nehmen Sie sich trotzdem nicht zu viel vor.
- Legen Sie Termine für größere Veränderungen wie Umzüge und Berufswechsel wenn möglich in die Sommermonate.
- Verschaffen Sie sich Bewegung, das hebt die Stimmung. Jede Art von Sport ist zu empfehlen, besonders solcher, dem man draußen nachgeht.
- Verwöhnen Sie sich. Entspannungstechniken, Massagen, Aromatherapie usw. tun Ihnen gut.
- Ernähren Sie sich gesund, gleichen Sie Heißhunger auf Schokolade mit viel Gemüse und Proteinen aus.

Mythos »Im Alter braucht man weniger Schlaf.«

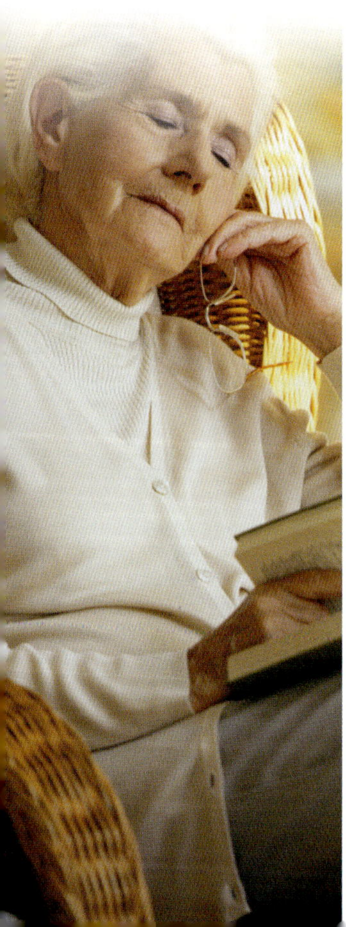

Wahrheit Das ist ein weitverbreiteter Irrglaube. Wie viel Schlaf man benötigt, ändert sich im Alter kaum. Nur die Schlafmuster wandeln sich; mit zunehmendem Alter haben wir weniger Tiefschlaf (besonders Männer) und etwas weniger REM-Schlaf. Gesunde ältere Erwachsene schlafen normalerweise gut. Abendliche Einschlafschwierigkeiten und übermäßige Schläfrigkeit tagsüber sind in höherem Alter weder normal noch unvermeidlich.

Der Schlaf im höheren Alter

F **Wodurch entstehen Schlafstörungen im höheren Alter?**

Etliche Faktoren kommen hier infrage: Erstens ist eine ungesunde Schlafhygiene schwer zu ändern. Zweitens werden Gesundheits- und psychische Störungen wahrscheinlicher, und die Medikamente zu ihrer Behandlung können selbst zu Schlafstörungen führen. Drittens können auch primäre Schlafstörungen wie Schlafapnoe zunehmen und den Schlaf verschlechtern (auch den des Partners). Und schließlich beeinflusst das Alter unsere Blase, die zirkadiane Rhythmik, den Hormonhaushalt und die Körpertemperatur; auch dadurch kann der Schlaf gestört und weniger erholsam sein.

F **Können Lebensgewohnheiten sich auf den Schlaf im Alter auswirken?**

Ja. Mehrere Studien legen nahe, dass Schlafstörungen sich stärker auswirken bei älteren Menschen, die zu wenig Tageslicht an der frischen Luft bekommen, sich schlecht ernähren, Bewegungsmangel haben und sich nicht geistig fit halten. Sie sollten aktiv bleiben, am Leben teilnehmen (sich um Freunde und Angehörige kümmern, ehrenamtlich arbeiten, einer Tätigkeit nachgehen, die Ihnen Freude macht), ein Trainingsprogramm gemäß Ihren Bedürfnissen absolvieren und sich ausgewogen ernähren.

F **Je älter ich werde, desto früher wache ich morgens auf. Ist das normal?**

Wenn sich mit zunehmendem Alter die zirkadiane Rhythmik verändert, wird man abends früher müde und muss dann ins Bett; morgens wacht man dafür eher auf. Das ist nicht schlimm, außer wenn sich Ihre Schlafenszeit so weit nach vorne verschoben hat, dass Sie ein ASPS (siehe S. 77) entwickeln und sich Ihr Alltag so stark umkrempelt, dass Sie leiden.

WIE ÄNDERT SICH DER SCHLAF IM ALTER?

Welche Schlafmuster man in den verschiedenen Altersstufen beobachtet hat, zeigt die folgende Tabelle. Mit zunehmendem Alter haben wir weniger Tiefschlaf (Stadium 3 und 4) und REM-Schlaf. Die Zeit, die man nachts wach liegt, nimmt zu. Die Schlafdauer nimmt kaum ab, bei gesunden älteren Menschen sollte sie gleich bleiben.

	Babys	Junge Erwachsene	Ältere Menschen
Zeit, die man nachts wach liegt	> 5%	> 5%	10–20%
Schlafeffizienz	< 90%	< 90%	80–85%
Stadium 1 (Anteil)	Ruhiger Schlaf	2–8%	4–10%
Stadium 2 (Anteil)	Ruhiger Schlaf	45–55%	35–45%
Stadium 3 und 4 (Anteil)	Ruhiger Schlaf	13–23%	5–18%
REM-Schlaf (Anteil)	50%	20–25%	15–20%
Dauer eines Non-REM-/ REM-Zyklus	45–60 Min.	90–110 Min.	90–110 Min.
Schlafdauer insgesamt	14–18 Stunden	7–8 Stunden	7 Stunden

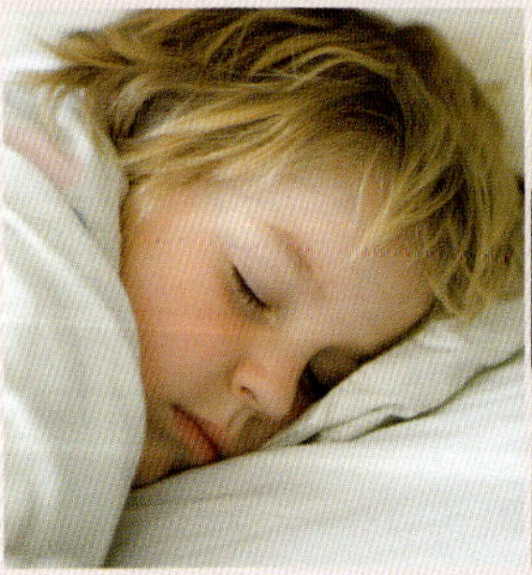
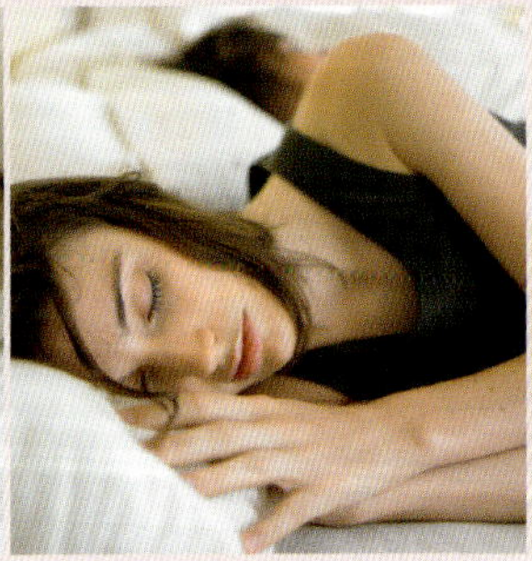
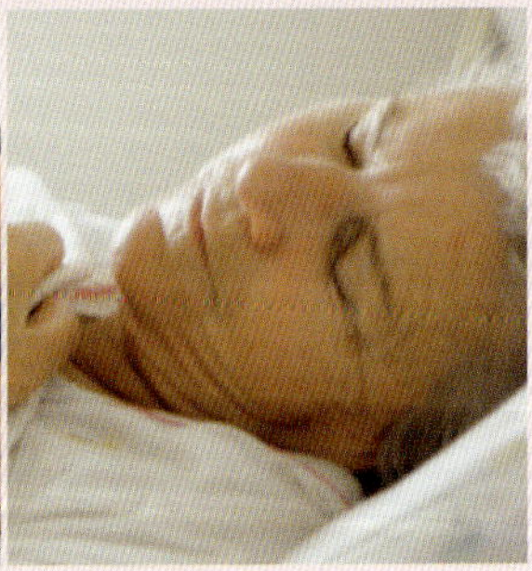

F Welche Veränderungen können im höheren Alter zu Schlafstörungen führen?

Mit zunehmendem Alter produziert der Körper weniger Melatonin, Sexualhormone und Wachstumshormon (sie werden im Tiefschlaf gebildet, der ebenfalls zurückgeht). Auch die Regulierung der Körpertemperatur verändert sich. Der Cortisolspiegel steigt und im Zusammenhang damit nimmt der REM-Schlaf ab. Der abendliche Leistungsabfall ist nicht mehr so deutlich. Die Entzündungsmediatoren (Zytokine) im Blut sind eher erhöht verglichen mit jüngeren Menschen, die schlecht schlafen. Einige Zytokine können zu Tagesmüdigkeit und Erschöpfung führen.

F Welche primären Schlafstörungen kommen am häufigsten vor?

Bei älteren Menschen sind als primäre Schlafstörungen Schlaflosigkeit, Schlafapnoe, Restless-Legs-Syndrom und die Schlafrhythmusstörung ASPS (siehe S. 77) am weitesten verbreitet.

F Ist es normal, im Alter tagsüber erschöpft zu sein?

Nein. Das Durchhaltevermögen, die Kraft und die Organfunktionen gehen zwar ab 30 zurück, aber wer gesund ist, gut schläft, keine Medikamente einnimmt und einen ausgewogenen Lebensstil pflegt, sollte tagsüber nicht müde sein.

F Was ist mit den ganzen Tabletten, die ich nehme? Können sie meinen Schlaf beeinträchtigen?

Viele Medikamente können den Schlaf stören. Auf Seite 44 finden Sie eine Auflistung der am häufigsten verschriebenen Mittel. Auch der Zeitpunkt der Einnahme kann eine Rolle spielen; fragen Sie Ihren Arzt um Rat, wenn Sie glauben, ein Medikament würde Sie schlecht schlafen lassen. Viele ältere Menschen nehmen eine ganze Palette von Medikamenten gegen die verschiedensten Beschwerden. Sprechen Sie Ihre Ärztin oder Ihren Arzt ruhig darauf an, wenn Sie sich fragen, welche wogegen helfen und warum Sie sie nehmen sollen.

Ⓕ Sind Nickerchen im hohen Alter normal?

Darauf gibt es bislang keine eindeutige Antwort. Man nimmt an, dass der leichtere Nachtschlaf auf einen schwächeren Schlaftrieb zurückgeht. Die Folge ist das Bedürfnis, tagsüber kurze Nickerchen zu halten. Untersuchungen bei Menschen, die gesund altern (ohne Erkrankungen, psychische Störungen oder Schlafstörungen), ergaben allerdings, dass sie keine verstärkte Tagesmüdigkeit oder das Verlangen nach einem Nickerchen spürten – auch mit über 80 nicht. Lassen Sie sich nicht einreden, Tagesmüdigkeit sei normal bei älteren Leuten. Meist gibt es bei Schlafproblemen mehrere Ursachen, die zusammenspielen.

Ⓕ Meine Blase hält mich die ganze Nacht auf Trab. Was kann ich dagegen tun?

Je älter unsere Blase ist, desto schlechter kann sie den Urin über eine längere Zeit halten. Sie sollten mit Ihrem Arzt oder einem Urologen über Ihre Symptome sprechen, damit eine Diagnose gestellt und die Beschwerden behandelt werden können. Inkontinenz ist weitverbreitet, nicht nur bei Frauen. Männer, die nachts oft zur Toilette müssen und einen verminderten Urinfluss haben, sollten ihre Prostata untersuchen lassen. Auch wenn Sie beim Urinieren brennende oder stechende Schmerzen haben, ziehen Sie einen Arzt zurate. Bei Inkontinenz können Ihnen Beckenbodengymnastik und Medikamente helfen.

Ⓕ Wie kann ich die Unterbrechungen meines Schlafs minimieren?

Trinken Sie abends weniger. Wenn Sie entwässernde Medikamente einnehmen, sollten Sie sie morgens und mittags nehmen, nicht später. Wenn Sie ein Blasenproblem haben, achten Sie auf bequeme Einlagen. Manchmal besteht ein Zusammenhang zwischen nächtlichem Harndrang und einer Schlafstörung wie Schlafapnoe.

Medikamente und Drogen

F Welche Medikamente wirken sich auf den Schlaf aus?

Eine Vielzahl von Medikamenten kann sowohl die Qualität wie auch die Dauer des Schlafs beeinträchtigen und die Anteile des Non-REM- und des REM-Schlafs verändern. Manche verschreibungspflichtigen Medikamente wurden bereits besprochen. Wenn Sie glauben, dass die Medikamente, die Ihnen der Arzt verschrieben hat, Ihre Schlafmuster, die Schlafqualität oder den Schlaf verändern, holen Sie ärztlichen Rat ein.

F Wie beeinflusst Cannabis den Schlaf?

In Deutschland haben über neun Millionen Menschen Erfahrung mit Cannabis. Ein kurzzeitiger Konsum stört den Schlaf kaum, lediglich der REM-Schlaf geht etwas zurück. Langfristig unterdrücken Haschisch und Marihuana jedoch den Tiefschlaf.

F Wie wirken andere Drogen auf den Schlaf?

Kokain ist anregend und reduziert das Schlafbedürfnis; Amphetamine ebenfalls. Ecstasy (MDA/MDMA) wirkt ähnlich, das macht es so gefährlich (man merkt oft nicht, wie erschöpft man tatsächlich ist). Auch die Einnahme anregender Medikamente über einen längeren Zeitraum kann zu einer Veränderung der Schlafmuster führen, die schwer zu beheben ist. Das Narkotikum GHB (Gammahydroxybuttersäure) kann zu Schläfrigkeit führen; in hoher Dosierung sogar den Atemantrieb verringern, was zu einem lebensgefährlichen Atemstillstand führen kann. Rohypnol (K.o.-Tropfen) ist ein starkes Schlafmittel aus der Klasse der Benzodiazepine, das zu Schläfrigkeit führt und ebenfalls den Atemantrieb verringern kann. Opiate, Opioide und Heroin haben den gleichen Effekt.

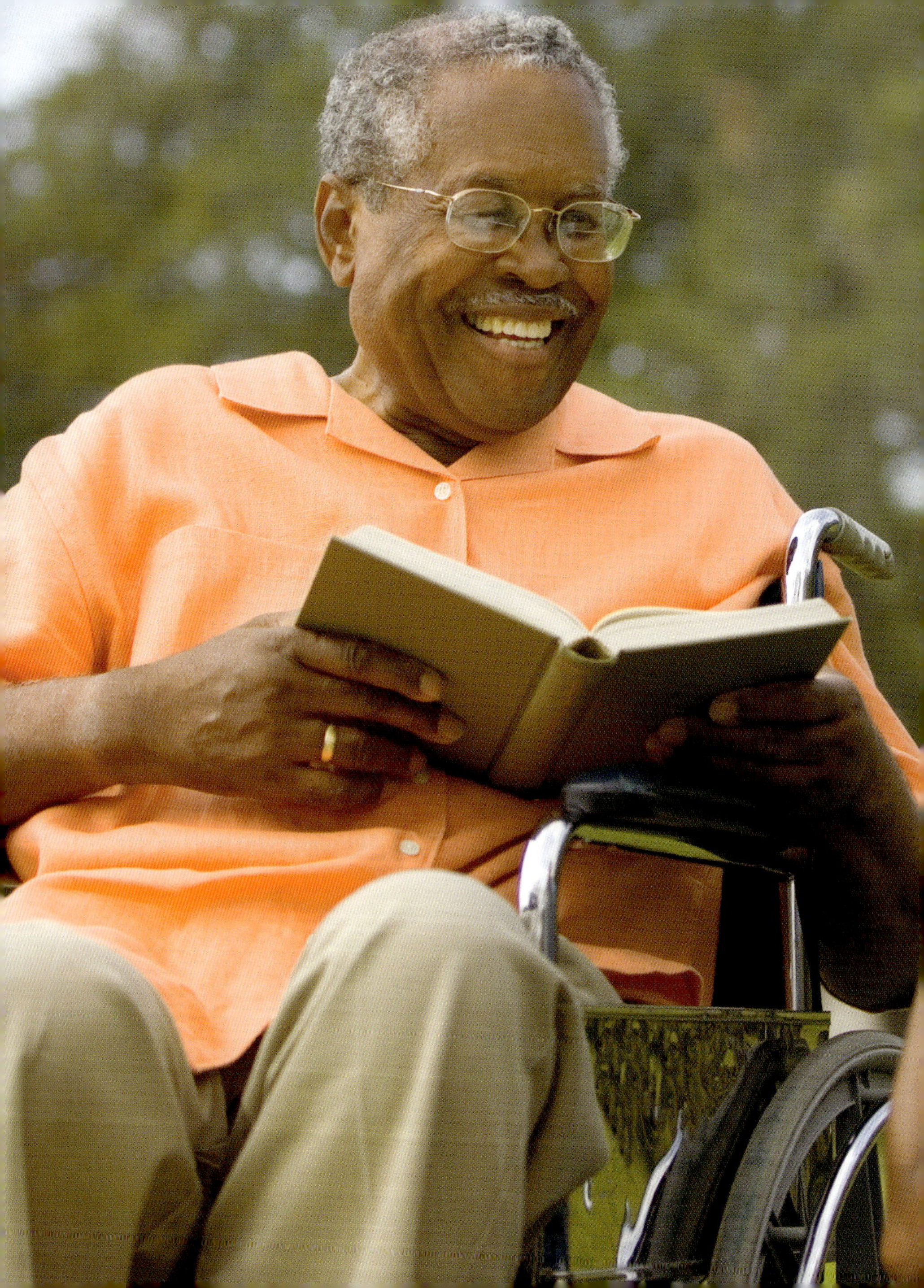

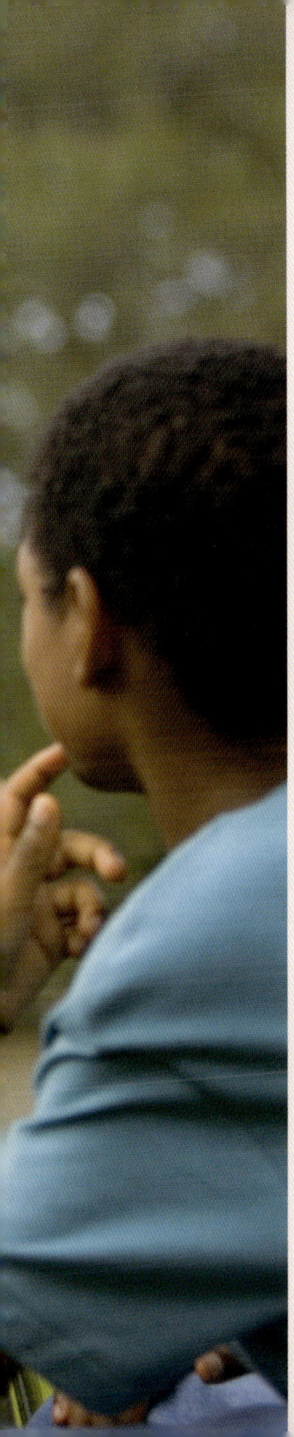

Schlaf und neurologische Erkrankungen

Nerven- und Muskelerkrankungen können unseren Schlaf beeinträchtigen. Muskelerkrankungen wie myotonische Dystrophie oder Myasthenia gravis können zu Atembeschwerden führen, die den Schlaf stören. Erkrankungen, die die Entwicklung des Gehirns oder die Gehirnfunktionen beeinträchtigen, stellen unser Schlafbedürfnis und den Schlaf selbst auf den Kopf und können mit Schlafstörungen in Verbindung stehen.

Verbreitete neurologische Erkrankungen

Ⓕ Ich leide unter Parkinson. Wie wirkt sich das auf den Schlaf aus?

Bei allen Formen des Parkinson-Syndroms treten sehr oft Schlafprobleme auf. Es kann zu Schlaflosigkeit kommen, aber auch zu nächtlichen Bewegungseinschränkungen und der REM-Schlaf-Verhaltensstörung mit nächtlichem Sprechen/Schreien und übermäßigem Bewegungsdrang. Je weiter die Erkrankung fortschreitet, desto stärker werden die Schlafstörungen und die Tagesmüdigkeit nimmt zu. Manche Patienten bekommen tagsüber Schlafanfälle und auch die Atmung kann beeinträchtigt sein. Ziehen Sie einen Arzt zurate, wenn Sie schlecht schlafen.

Ⓕ Warum kann beim Parkinson-Syndrom der Schlaf gestört sein?

Dafür gibt es zahlreiche Gründe. Aufgrund von Störungen im Gehirnstoffwechsel kann es zu Störungen der Schlaf-Wach-Regulation kommen; dadurch wird der Schlaf fragmentiert und die REM-Phasen werden verkürzt. Durch verlangsamte Bewegungen und Steifheit verändert man nachts nicht oft genug die Lage; Unwohlsein und mehrmaliges Aufwachen sowie Probleme beim nächtlichen Toilettengang können die Folge sein. Parkinsonpatienten leiden aufgrund ihrer Medikation zudem vermehrt unter regelmäßig auftretenden Zuckungen und Zittern, was ebenfalls zum Aufwachen führen kann. Depressionen und Ängste können Ein- und Durchschlafprobleme und frühmorgendliches Erwachen mit sich bringen. Tritt eine Demenz auf, kann man sich nachts verwirrt fühlen. Daneben sind auch nächtliche Atemprobleme möglich.

F Wie bekommt man die Schlafstörungen beim Parkinson-Syndrom unter Kontrolle?

Sie sollten die Probleme zusammen mit Ihrem Arzt angehen. Medikamente müssen sorgfältig ausgewählt werden und Ihre Symptome sollten unter Kontrolle gebracht werden. Viele Parkinson-Medikamente beeinträchtigen den Schlaf und können Schlafstörungen verschlimmern. Die Gründe für die Schlaflosigkeit müssen gefunden und behoben werden (siehe S. 53–54). Eine Schlafapnoe oder starkes Schnarchen sind ernst zu nehmen; ein Schlafmediziner sollte den Patienten untersuchen und behandeln. Gegen Schlafattacken können Anregungsmittel helfen. Jedes neue Medikament und jede Umstellung muss jedoch der behandelnde Arzt bzw. Neurologe genau abwägen und mit dem Patienten absprechen.

F Welche Schlafstörungen können nach einem Schlaganfall auftreten?

Ein Schlaganfall kann jeden Teil des Gehirns betreffen und den Schlaf stören sowie zu Tagesmüdigkeit und Erschöpfung führen. Je nachdem, welcher Teil betroffen ist, können sich verschiedene Atmungsstörungen einstellen, die eine Behandlung erfordern. 20–40 Prozent der Patienten benötigen mehr Schlaf und leiden unter Schlaflosigkeit und starker Tagesmüdigkeit. Bis zu 72 Prozent sind tagsüber erschöpft. Manche Menschen erleben im Zusammenhang mit Schlaganfällen Parasomnien und können ihr Zeitgefühl verlieren. Störungen der zirkadianen Rhythmik sind ebenfalls möglich.

F Führt ein Schlaganfall zu Atemregulationsstörungen?

Bei etwa 60–70 Prozent der Schlaganfallpatienten bilden sich nächtliche Atemregulationsstörungen aus. In vielen Fällen gibt sich das nach einer Weile wieder. Man weiß, dass viele Betroffene vor einem Schlaganfall unter Symptomen der Schlafapnoe litten, doch ein ursächlicher Zusammenhang ist noch nicht bewiesen.

Ⓕ Warum kann der Schlaf nach einem Schlaganfall gestört sein?

Für Schlafstörungen nach einem Schlaganfall kommen viele Gründe infrage, vor allem das zerstörte Gewebe im Gehirn, zu dem ein Schlaganfall führt. Wenn die Patienten nach dem Anfall im Krankenhaus liegen, können ihre Schlafprobleme auf die Krankenhausumgebung, zu viel Helligkeit und die intensive medizinische Überwachung zurückgehen. Durch Atemstörungen, Infektionen, Herzbeschwerden, Lungenerkrankungen, Fieber und Medikamente kann der Schlaf fragmentiert sein. Psychische Probleme in Form von Depressionen oder Ängsten können den Schlaf-Wach-Rhythmus ebenso beeinflussen wie der psychische Stress nach dem Schlaganfall.

Ⓕ Ich hatte eine Gehirnoperation. Warum bin ich jetzt so müde?

Bei einem so bedeutenden Eingriff können Gewebe und Nervenbahnen zerstört oder leicht angegriffen werden, die unseren Schlaf-Wach-Rhythmus regeln. Aber auch nach jeder anderen größeren Operation sind Erschöpfung und Müdigkeit normal; es kann einige Monate dauern, darüber hinwegzukommen. Liegen Atem- oder primäre Schlafstörungen vor, sollten diese selbstverständlich behandelt werden. Manche postoperativen Medikamente gegen Thrombosen können zu größerer Müdigkeit beitragen.

Ⓕ Mein Partner leidet unter Demenz – wie wirkt sich das auf den Schlaf aus?

Für Demenz gibt es sehr viele Ursachen, nicht nur die Alzheimer-Krankheit, obwohl sie die häufigste Ursache ist. Menschen mit Demenz können unter ganz unterschiedlichen Schlafproblemen leiden, darunter Schlaflosigkeit, extreme Tagesmüdigkeit, Verschiebungen der zirkadianen Rhythmik sowie übermäßiger Bewegungsdrang wie beim Restless-Legs-Syndrom und der REM-Schlaf-Verhaltensstörung.

(F) Welche weiteren Schlafprobleme können bei Demenz auftreten?

Eines der auffallendsten und problematischsten Symptome bei Demenz und vor allem bei Alzheimer-Patienten ist das sogenannte Sundowning (nachmittägliche/abendliche Erregtheit und Unruhe, Herumgehen und Delirium). Daneben können Atemstörungen und weitere Krankheiten die Schlafsituation verschlechtern.

(F) Wie lassen sich die Schlafstörungen bei Demenz behandeln?

Wie immer sollten zunächst angemessene Lösungen ohne Medikamente gesucht werden (siehe S. 35–42). Koffein, Alkohol und Störungen im Schlafraum sollten ausgeschaltet werden. Oft ist uns nicht klar, welche elementaren Probleme jemanden belasten können, der sich nicht mehr deutlich ausdrücken kann. Das reicht von einer vollen Blase, Verstopfung, Schwitzen oder Frieren (unpassende Kleidung, Umgebungstemperatur) und Schmerzen (Infektion, Druckstellen) über unangemessene Bewegung während des Tages bis hin zu Störfaktoren im Schlafzimmer. Manchmal kann bereits ein Nachtlicht die Orientierung verbessern und Ängste verringern. Es gibt außerdem etliche wirksame Medikamente gegen Schlafstörungen bei Demenz; Ihr Arzt kann Sie beraten.

(F) Ich habe ein Postpoliomyelitis-Syndrom. Wie kann das meinen Schlaf beeinflussen?

Viele Postpolio-Patienten leiden mit zunehmendem Alter unter einer Schwäche der Atemmuskulatur, vor allem der Muskeln am Brustkorb. Dadurch können Atemprobleme auftreten, die Sauerstoffsättigung kann nachts absinken, der CO_2-Gehalt im Blut ansteigen. Das wiederum kann Tagesmüdigkeit, Erschöpfung, Appetitverlust und morgendliche Kopfschmerzen mit sich bringen. Schlechter Schlaf kann die Muskelschwäche verstärken. Bitte lesen Sie auf Seite 84–89 nach, wie die Atemprobleme behandelt werden können.

Mythos »Bei geistig behinderten Menschen kann man Schlafstörungen nicht behandeln.«

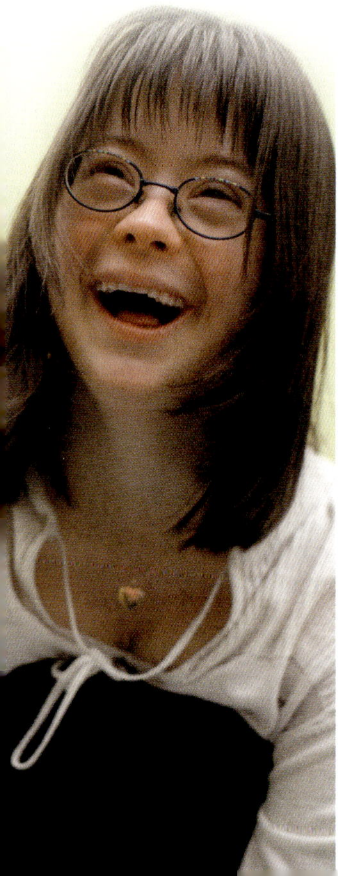

Wahrheit Das stimmt nicht. Bei Menschen mit Intelligenzstörungen können Verhaltensmaßnahmen bei Schlafproblemen sehr wirkungsvoll sein. Liegen primäre Schlafstörungen wie Narkolepsie oder Schlafapnoe vor, wird die Behandlung etwas komplizierter, doch sie kann die Lebensqualität und die Gesundheit erheblich verbessern.

Intelligenzstörungen bei Erwachsenen

F Was ist eine Intelligenzstörung?

Diesem Begriff bezeichnet gegenüber dem Durchschnitt erheblich verminderte intellektuelle Fähigkeiten ab dem Alter von fünf. Zwischen ein und 18 Jahren zeigen sich außerdem Einschränkungen im Alltagsverhalten. Die Intelligenzleistung wird durch Intelligenztests gemessen und als Intelligenzquotient (IQ) angegeben. Ein IQ von 100 ist der Durchschnitt; Intelligenzstörungen beginnen bei unter 70, doch ein niedriger Wert allein reicht nicht aus. Mittels Untersuchungen der Denk- und Leistungsfähigkeit im Alltag kann man genauer feststellen, wie unabhängig die Patienten sind und ob Aufgaben im Rahmen erzieherischer und fördernder Maßnahmen trainiert werden können. Rund drei Prozent der Menschen leiden unter leichten oder schwereren Intelligenzstörungen.

F Welche Ursachen können Intelligenzstörungen haben?

Zu rund 60 Prozent liegen die Ursachen bereits vor der Geburt. Das können Chromosomen-Anomalien wie beim Down-Syndrom sein, einzelne Gendefekte, Entwicklungsstörungen und Probleme in der Schwangerschaft (z. B. intrauterine Infektionen, Alkoholmissbrauch der Mutter). Komplikationen bei der Geburt können das Gehirn schädigen. Auch Infektionen, Unfälle und Missbrauch können zur Entwicklung einer Intelligenzstörung beitragen. Zu den häufigsten gehören Autismus, Down- und Prader-Labhart-Willi-Syndrom, bestimmte Erbkrankheiten sowie Gehirnlähmungen.

Ⓕ **Welche Schlafstörungen können Menschen mit Intelligenzstörungen haben?**

Obwohl Intelligenzstörungen in unserer Gesellschaft gar nicht so selten sind, werden die Bedürfnisse der Betroffenen oft ausgeblendet. Die Eltern und Betreuer erhalten oft nicht die notwendige Unterstützung für die Versorgung der Kinder (geschweige denn der erwachsenen Patienten), obwohl Menschen mit verminderter Intelligenz eine spezielle Förderung benötigen, auch im Bereich der Gesundheitsvorsorge. Besonders oft wird der Bedarf an erholsamem Schlaf übersehen. Wie bei allen anderen Menschen treten etwa primäre Schlafstörungen auf, die dann zu Verhaltensabweichungen und Schläfrigkeit führen können. Eine verbesserte Schlafhygiene und Verhaltensänderungen sind manchmal schwer zu etablieren, doch wenn die Hürde gemeistert wird, kann sich die Lebensqualität der Betroffenen wie der Betreuer wesentlich steigern.

Ⓕ **Warum ist ein gesunder Schlaf für Menschen mit Intelligenzstörungen so wichtig?**

Meist haben sie mit weiteren Einschränkungen und Beschwerden zu tun, mit denen sie zurechtkommen müssen, sodass ein erholsamer Schlaf für ihr Wohlbefinden besonders wichtig ist. Kinder mit verminderter Intelligenz leiden schätzungsweise viermal so oft unter Schlafproblemen wie andere. Dadurch können sich die anderen Störungen verschlimmern.

Ⓕ **Wodurch kann der Schlaf bei den Betroffenen gestört sein?**

Körperliche Einschränkungen und Probleme können zu Schmerzen und Unbehagen führen; auch Frustrationsgefühle können den Schlaf beeinträchtigen. Weitere Faktoren sind beispielsweise Sehstörungen, Schwerhörigkeit, Nebenwirkungen von Medikamenten, Epilepsie und psychische Störungen. Primäre Schlafstörungen wie Schlafapnoe oder Narkolepsie (siehe S. 50–81) können natürlich ebenso auftreten.

F Was sind die häufigsten Schlafprobleme bei Menschen mit verminderter Intelligenz?

Am verbreitetsten sind Schlaflosigkeit, extreme Tagesmüdigkeit und Kurzschlaf während des Tages. Nächtliches Aufwachen kommt ebenfalls oft vor. Beim Down-Syndrom ist Schlafapnoe verbreitet, wird aber oft übersehen und nicht behandelt. Kinder mit Intelligenzstörungen, besonders Autisten, kommen nachts oft schwer zur Ruhe.

F Wie kann man Schlafprobleme bei Menschen mit Intelligenzstörungen erkennen?

In vielen Fällen erzählen die Betroffenen nicht selbst darüber, sondern einem aufmerksamen Betreuer oder Elternteil fallen die extreme Tagesmüdigkeit, nächtliche Unruhe oder die Bewegungsstörungen im Schlaf auf. Erschöpfung kann sich in vielfältiger Weise ausdrücken: zum Beispiel durch Stimmungstiefs (bis zur Depression), Aggressivität, Widerstände gegen Anweisungen, Hyperaktivität, Selbstverletzungen, Schreien und abweichendes Sozialverhalten.

F Woher weiß man als Elternteil oder Betreuer, dass eine Schlafstörung vorliegt?

Oft werden Schlafprobleme bei Menschen mit Intelligenzstörungen irrigerweise als normal angesehen. Sie können jedoch langfristig die Gesundheit und Lebensqualität der Betroffenen beeinträchtigen. Wenn Ihnen beim Schlafen unnormales Verhalten wie Schnarchen, Atemstillstände und Bewegungsunruhe auffällt, sollten Sie unbedingt den behandelnden Arzt oder Betreuer informieren.

F Können psychische Störungen bei Menschen mit verminderter Intelligenz zu Schlafproblemen führen?

Depressionen und Ängste können ohne weiteres Schlafstörungen mit sich bringen und in einen Teufelskreis der Symptome führen. Deshalb ist es wichtig, sie zu erkennen und zu behandeln. Es kommt oft vor, dass die Betroffenen Verhaltensauffälligkeiten zeigen, wenn eigentlich eine Erkrankung dahintersteckt, die die Probleme verursacht.

Ⓕ **Kann Blindheit die Schlafmuster bei Menschen mit Intelligenzstörungen verschlechtern?**

Durchaus, es hängt aber davon ab, wie sich die Blindheit auswirkt: Menschen, bei denen kein Licht zu ihrem Suprachiasmatischen Nukleus übertragen wird, können erhebliche Störungen der zirkadianen Rhythmik und des Schlafs haben. Verhaltensmaßnahmen (siehe S. 35–42), vor allem geregelte Schlafens- und Aufwachzeiten, sind hier sehr hilfreich. Auch Melatoningaben können den Betroffenen helfen. Wenn Sie bei einem Menschen Schlafstörungen vermuten, die auf Blindheit basieren, sollten Sie den behandelnden Arzt darauf ansprechen.

Ⓕ **Haben Menschen mit Down-Syndrom Schlafapnoe?**

Die Schlafapnoe kommt bei den Betroffenen sehr oft vor, die Häufigkeit liegt bei Kindern mit Down-Syndrom zwischen 31 und 63 Prozent und bei Erwachsenen wird sie ebenfalls sehr hoch geschätzt.

Ⓕ **Warum bekommen Menschen mit Down-Syndrom Schlafapnoe?**

Es gibt etliche körperliche Eigenschaften, durch die die Betroffenen für eine Schlafapnoe prädisponiert sind. Dazu gehören die Verkleinerung des mittleren Gesichtsbereichs, ein kleinerer, zurückgesetzter Unterkiefer, ein enger Gaumen und eine Enge im Nasen-Rachen-Raum. Oft können bei der Geburt die oberen Atemwege blockiert sein (das lässt sich operativ beheben). Auch folgende Merkmale treten oft auf: breiterer Schädel, kleinerer Kehlkopf, relativ große Zunge, vergrößerte Mandeln und Polypen, vermehrte Schleimproduktion, niedrige Schilddrüsenhormonspiegel und allgemein niedrige Muskelspannung. Menschen mit Down-Syndrom sind oft weniger aktiv und nehmen leicht zu; das daraus resultierende Übergewicht begünstigt nächtliche Atemstörungen.

Ⓕ Welche Folgen kann eine unbehandelte Schlafapnoe bei Down-Syndrom haben?

Wie bei allen Patienten mit Schlafapnoe können durch die Verengung der oberen Atemwege Atemstillstände auftreten, die den Sauerstoffgehalt im Blut senken und seinen CO_2-Gehalt erhöhen können. Eine pulmonare Hypertonie kann sich dadurch verschlimmern und zu Herzinsuffizienz führen. Herzprobleme kommen bei Menschen mit Down-Syndrom überdurchschnittlich oft vor. Die Schlafstörung kann tagsüber zu starker Müdigkeit, Lernproblemen, Verhaltensauffälligkeiten, Depression, Reizbarkeit, Paranoia und Persönlichkeitsveränderungen führen. Schlafstörungen können auch dazu führen, dass sich bei den Patienten eine Demenz verschlimmert.

Ⓕ Wie werden Schlafstörungen bei Erwachsenen mit verminderter Intelligenz behandelt?

Wenn Sie bei jemandem mit einer Intelligenzstörung ein Schlafproblem vermuten, das die Schlaf-Wach-Muster beeinträchtigt oder extreme Tagesmüdigkeit, Stimmungsschwankungen oder Verhaltensänderungen verursacht, dann sollten Sie und die betroffene Person mit dem behandelnden Arzt darüber sprechen. Primäre Schlafstörungen können in einem Schlaflabor diagnostiziert werden, in bestimmten Fällen besteht aber auch die Möglichkeit, die erforderlichen Messungen zu Hause durchzuführen – ziehen Sie dafür einen Schlafspezialisten zurate.

Ⓕ Kann eine Verhaltenstherapie sinnvoll sein?

Es gibt Verhaltenstherapien, die höchst effektiv sind. Es erfordert seitens der Betreuer vielleicht etwas mehr Einsatz und Ausdauer, bis die neuen Verhaltensweisen etabliert sind, aber wenn die Therapie anschlägt, ist das für alle Beteiligten höchst befriedigend. Der wichtigste Aspekt der Schlaf- und Verhaltensstörungen bei Menschen mit verminderter Intelligenz ist jedoch nach wie vor, dass sie überhaupt erkannt werden.

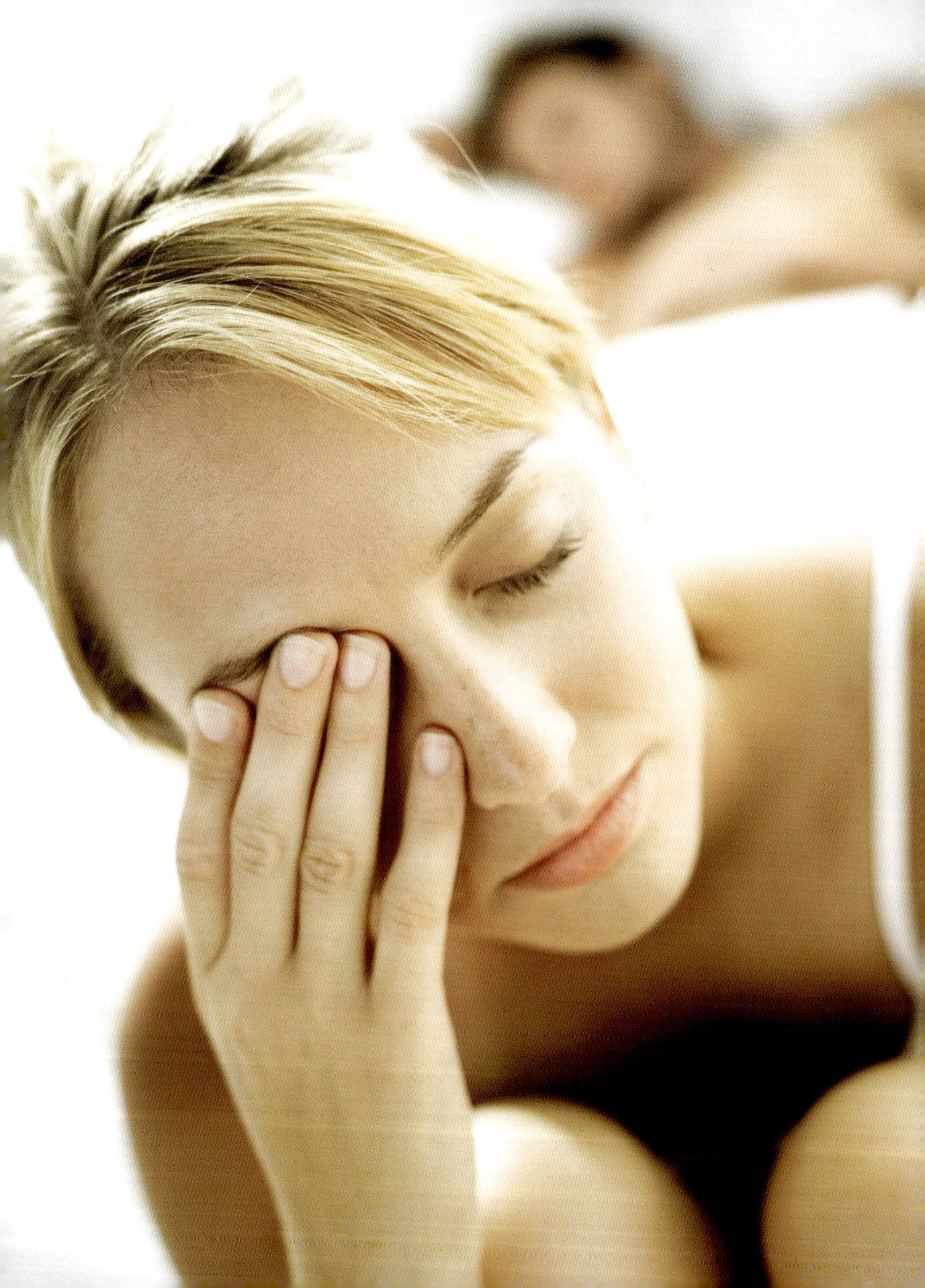

Der Schlaf bei Frauen

Die Schlafmuster einer Frau verändern sich im Laufe ihres Lebens. Die weiblichen Hormone Östrogen und Progesteron spielen dabei eine wichtige Rolle. Die Menstruation, eine Schwangerschaft sowie die Menopause wirken sich stark auf die Schlafqualität und -quantität einer Frau aus und beeinflussen auch das Auftreten und die Häufigkeit primärer Schlafstörungen.

Schlafunterschiede zwischen den Geschlechtern

F Gibt es bei Frauen und Männern Unterschiede in der Schlafqualität und -quantität?

Die gibt es durchaus. Schon von Kindesbeinen an sind die Schlafmuster nicht ganz gleich und die Unterschiede werden mit zunehmendem Alter immer deutlicher. Der Hypothalamus reagiert auf die weiblichen Geschlechtshormone Östrogen und Progesteron; dadurch haben sie Einfluss auf den Schlaf und die zirkadiane Rhythmik. Frauen leiden eher unter Schlaflosigkeit als Männer. Vor der Menopause tritt bei ihnen die Schlafapnoe seltener auf; danach ist sie bei Frauen ebenso häufig wie bei Männern.

F Gibt es Geschlechtsunterschiede bei der Schlafregulation?

Die gibt es. Es ist bekannt, dass die Gehirne bei Frauen und Männern unterschiedlich strukturiert sind und etwas anders funktionieren. Bei Männern sind z. B. bestimmte Hypothalamusanteile größer als bei Frauen, und Frauen produzieren mehr Wachstumshormon als Männer. Auch wenn es noch nicht viele Forschungsergebnisse zum Schlaf und zu den zirkadianen Rhythmen gibt, existieren doch Hinweise auf Unterschiede bei der Schlafregulation im Lauf des Lebens (siehe S. 131).

F Unterscheiden sich die männlichen und weiblichen Schlafmuster erheblich?

Bei jüngeren Erwachsenen sind die Unterschiede noch gering. Sie können jedoch gravierender werden durch stärkere körperliche Beanspruchung wie Schlafentzug, Krankheit, Stress, Medikamente oder starke Depression. Die hormonellen Veränderungen während des Menstruationszyklus können ebenfalls den Schlaf verändern. Die Forschung auf diesem Gebiet läuft noch.

MÄNNERSCHLAF – FRAUENSCHLAF

Im Folgenden sind die Geschlechtsunterschiede beim Schlaf in verschiedenen Lebensaltern aufgelistet. Die Ergebnisse basieren auf wenigen Studien, daher kann es sein, dass mit der Zeit einiges noch widerlegt wird. Sie stimmen jedoch darin überein, dass es bei Männern mit zunehmendem Alter größere Veränderungen des Schlafs gibt, während die Schlafqualität und -quantität bei Frauen im Laufe ihres Lebens konstanter ist.

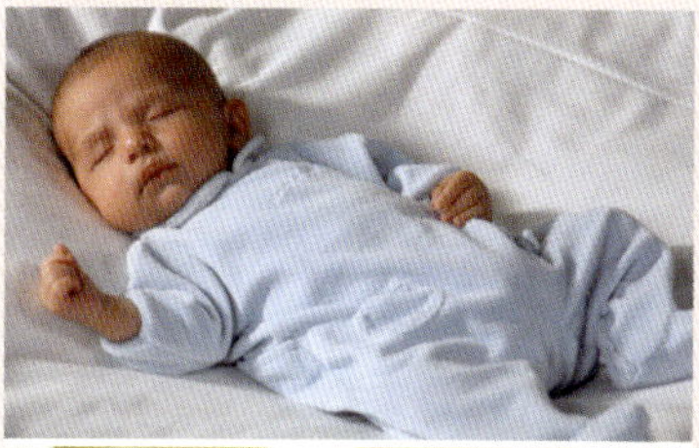

BABYALTER

Jungen schlafen weniger und wachen häufiger auf.

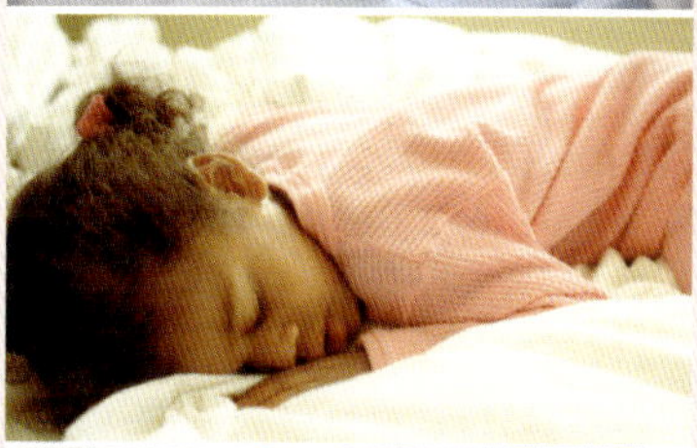

KINDHEIT

Mädchen schlafen länger.
Mädchen gehen früher zu Bett.
Jungen haben stärkere Schlafprobleme.

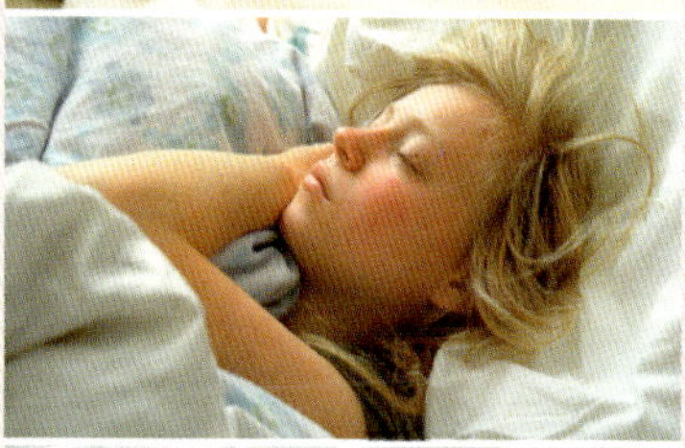

JUGEND

Mädchen schlafen länger.
Mädchen sind schläfriger.
Mädchen wachen früher auf.
Jungen wachen häufiger auf.

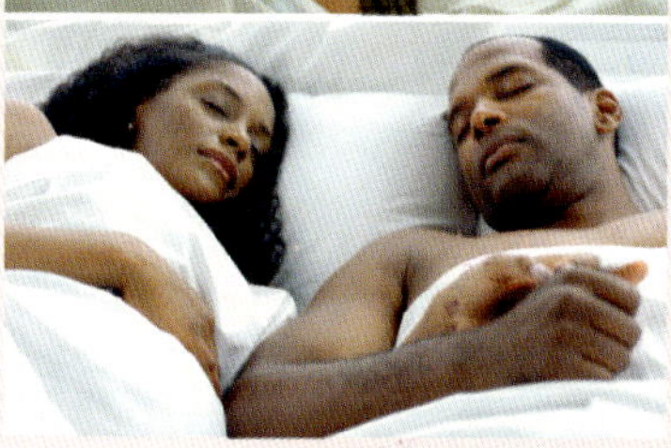

ERWACHSENENALTER

Männer haben mehr Schlaf im 1. Stadium.
Frauen haben mehr Tiefschlaf.
Männer wachen häufiger auf.
Frauen sprechen eher über Schlafprobleme.

Schlaf und Menstruation

F Wie beeinflusst der Menstruationszyklus den Schlaf?

Die Hormone Östrogen und Progesteron regulieren den Menstruationszyklus und beeinflussen durch ihre Wirkung auf das Gehirn auch andere Prozesse wie den Schlaf und die zirkadiane Rhythmik. Im Körper der Frau laufen während des Zyklus viele Veränderungen ab, die sich auf den Schlaf auswirken können. Viele Frauen schlafen in jedem Zyklus 2–3 Tage lang schlecht. Zu dieser Zeit können Stress, Stimmungen, Krankheiten, Medikamente, Ernährungsfaktoren und die Schlafumgebung den Schlaf besonders beeinträchtigen. Ein Zyklus dauert meist zwischen 25 und 35 Tage; der Einfachheit halber gehen wir hier von einem Durchschnitt von 28 Tagen aus.

F Wie verläuft der Schlaf vor dem Eisprung?

Als 1. Tag des Menstruationszyklus nimmt man den ersten Tag der Periode. Die Blutung dauert etwa fünf Tage, während derer viele Frauen weniger schlafen und sich in der Nacht eher unwohl fühlen. Frauen, die unter Krämpfen und Periodenschmerzen leiden, sind öfter wach und bewegen sich im Schlaf mehr; außerdem haben sie mehr Schlaf im 1. Stadium und weniger REM-Schlaf. Nach der Blutung steigt der Östrogenspiegel, der Anteil des REM-Schlafs kann sich jetzt erhöhen.

F Verändert sich der Schlaf beim Eisprung?

Der Eisprung (die Freisetzung eines Eis aus einem Eierstock) findet um den 14 Tag statt. Kurz davor werden die höchsten Östrogenwerte im Zyklus erreicht. Währenddessen verändert sich der Schlaf nicht nennenswert, aber nach einem Eisprung kann es leichte Verschiebungen der REM-Schlaf- und Tiefschlafanteile geben.

DER MENSTRUATIONSZYKLUS

Zur Vereinfachung gehen wir von 28 Tagen als Standardlänge eines Zyklus aus, um die Veränderungen deutlich zu machen. Der erste Tag der Periode gilt dabei als 1. Tag des Zyklus. Als Tag des Eisprungs nehmen wir den 14. Tag an.

Ein Menstruationszyklus lässt sich in zwei Phasen unterteilen. Die erste Phase (bis zum Eisprung) ist die Aufbau- oder Proliferationsphase, in der das Ei in einem Follikel heranreift und der Östrogenspiegel hoch ist. Das Östrogen verursacht die vermehrte Produktion des luteinisierenden Hormons (LH), das die Follikelreifung und den Eisprung auslöst.

In der zweiten Zyklushälfte, der Sekretionsphase oder Lutealphase, ist der Progesteronspiegel viel höher als der des Östrogens und die Körpertemperatur kann um ein halbes Grad ansteigen. Hat keine Befruchtung und Einnistung des Eis stattgefunden, dann fallen die Hormonspiegel stark ab und es kommt zur Blutung.

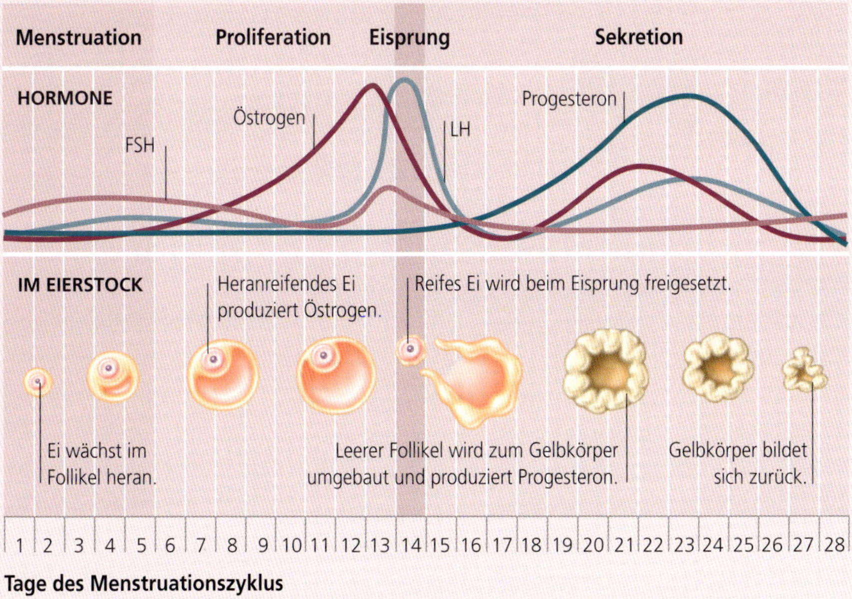

Ⓕ Wie sieht der Schlaf in der zweiten Zyklushälfte aus?

Wenn das Ei befruchtet wurde, ist die Frau schwanger. Wenn nicht, bestimmt das Hormon Progesteron die zweite Zyklushälfte. Ohne Befruchtung fallen die Hormonspiegel stark ab und es kommt zur Blutung. Manche Frauen schlafen in dieser Zeit nicht gut, andere leiden unter dem Prämenstruellen Syndrom (PMS), fühlen sich aufgedunsen, reizbar, launisch und haben Kopfschmerzen und Bauchkrämpfe. Das alles kann die Schlafqualität herabsetzen. Bei manchen Frauen verändert sich der Schlaf komplett und sie schlafen an den Tagen vor der Periode übermäßig viel oder leiden unter Schlaflosigkeit und Tagesmüdigkeit. Je nachdem, wie lange das Problem anhält und wie stark die Symptome sind, kann es als Schlafstörung betrachtet werden.

Ⓕ Was kann ich tun, um meine Schlafqualität zu verbessern, besonders vor der Menstruation?

Die Tipps zur gesunden Lebensführung auf Seite 29 können Ihnen helfen. Wenn Sie unter PMS oder starken Stimmungsschwankungen (Depression, Wut, Reizbarkeit, die Sie im Alltag einschränken) leiden, sollten Sie eine Ärztin oder einen Arzt zurate ziehen. Neben der Veränderung der Lebensführung gibt es auch Medikamente, die die Symptome kontrollieren können; manchmal hilft auch die Antibabypille.

Ⓕ Wie wirkt sich die Pille auf den Eisprung aus?

Viele Frauen nehmen über lange Jahre die Pille zur Empfängnisverhütung und um ihre Menstruationszyklen zu steuern. Sie enthält niedrige Dosen an Progesteron und Östrogen. Weil sie die körpereigene Produktion dieser Hormone unterdrückt, findet auch kein Eisprung statt und der normale Zyklusverlauf ist unterbrochen. (Die sogenannte Minipille verhindert nicht den Eisprung, sondern wirkt auf andere Weise.)

(F) Kann die Pille den Schlaf beeinflussen?

Orale Kontrazeptiva beeinflussen die Körpertemperatur und können auf diesem Weg auf den Schlaf wirken. Im Verlauf des Zyklus ist die Temperatur durchgehend erhöht, anders als bei Frauen, die die Pille nicht nehmen. Eventuell ist auch die Melatoninproduktion betroffen, doch das wird derzeit noch untersucht. Mit Pille haben Sie mehr Schlaf im Stadium 2 und weniger Tiefschlaf, der als besonders erholsam und beruhigend gilt. Wahrscheinlich haben Sie auch mehr REM-Schlaf.

(F) Was ist das polyzystische Ovarialsyndrom (PCOS) und wie wirkt es sich auf den Schlaf aus?

Das PCOS ist eine Störung der Hormonproduktion, bei der einige Zellen in den Eierstöcken zu viel männliche Hormone (Androgene) produzieren. Bis zu vier Prozent der Frauen im gebärfähigen Alter sind davon betroffen. Die Krankheit führt zu unregelmäßigen Perioden, Gewichtszunahme, erhöhter Diabetesneigung und starker Körperbehaarung. Das Risiko für Bluthochdruck und eine Herzerkrankung ist ebenfalls erhöht. Frauen mit PCOS entwickeln leichter Atemstörungen und Schlafapnoe und neigen zu starker Tagesmüdigkeit. Endokrinologen (Hormonspezialisten) kennen Behandlungsmöglichkeiten bei PCOS.

(F) Beeinträchtigt Schichtarbeit den Menstruationszyklus?

Schichtarbeit kann die zirkadiane Hormonproduktion stören und wirkt sich folglich auch auf die Fortpflanzungshormone aus. Untersuchungen haben ergeben, dass weibliche Schichtarbeiter unregelmäßigere Zyklen, schmerzhaftere Periodenblutungen und längere Zyklen haben als andere. Stress spielt dabei wahrscheinlich eine große Rolle, denn er beeinflusst die Hormonausschüttung der Hypophyse, welche die Produktion der Sexualhormone steuert.

Schlaf und Schwangerschaft

F Was passiert mit dem Schlaf in der Schwangerschaft?

Eine Schwangerschaft ist für eine Frau eine starke Beanspruchung und eine Zeit, in der der Schlaf stark gestört ist. Dafür gibt es zahlreiche Gründe: hormonelle Umstellungen, der wachsende Fötus, körperliche Beschwerden (Erbrechen, Sodbrennen, Krämpfe, Druck auf die Blase), Stimmungsschwankungen und Angst vor der Geburt. Nach der Geburt stehen die Bedürfnisse des Babys im Vordergrund. Bei manchen Frauen tritt erstmals das Restless-Legs-Syndrom oder eine Schlafapnoe auf.

BESSER SCHLAFEN IN DER SCHWANGERSCHAFT

- Achten Sie auf eine ausreichende Versorgung mit Eisen, Folsäure und Vitamin B.
- Treiben Sie Sport und achten Sie auf Ihr Gewicht.
- Trinken Sie ausreichend, aber nicht kurz vor dem Schlafengehen.
- Schlafen Sie bei Sodbrennen mit erhöht gelagertem Kopf.
- Kleinere Mahlzeiten, die nicht stark gewürzt oder sehr fetthaltig sind, können in der ersten drei Monaten die Übelkeit und das Sodbrennen eindämmen.
- Schlafen Sie in den letzten drei Monaten möglichst auf der linken Seite (statt auf dem Rücken), um die Blutversorgung des Fötus, der Gebärmutter und der Nieren zu verbessern.

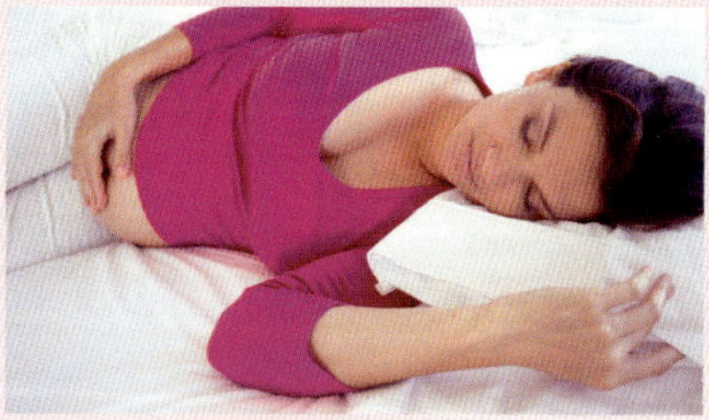

- Gegen Ende der Schwangerschaft ist Ihr Bett vielleicht nicht mehr bequem genug. Besondere Kissen zur Unterstützung können Ihnen helfen.
- Planen Sie tagsüber kleine Nickerchen ein, wenn Sie sich erschöpft fühlen.

F Schnarcht man in der Schwangerschaft mehr?

Rund 30 Prozent der Frauen schnarchen, wenn sie schwanger sind; 15–20 Prozent davon zum ersten Mal. Starkes Schnarchen kann auf erhöhten Blutdruck zurückgehen, denn zehn Prozent der Schwangeren, die schnarchen, entwickeln eine Präeklampsie (mit den Symptomen Bluthochdruck, Ödeme und Proteinurie). Starkes Schnarchen sollte von einem Arzt untersucht werden.

F Kann ich in der Schwangerschaft eine Schlafapnoe bekommen?

Übergewichtige Schwangere sowie Frauen, die in der Schwangerschaft erheblich zunehmen, haben ein erhöhtes Risiko, eine Schlafapnoe zu entwickeln. Ein nächtlicher Sauerstoffabfall im Blut kann für das Baby Komplikationen bedeuten. Übergewichtige Frauen sollten sich in der Schwangerschaft von einem Arzt auf Schlafapnoe untersuchen lassen.

F Tritt das Restless-Legs-Syndrom in der Schwangerschaft auf?

Das RLS (und Wadenkrämpfe) ist die zweite verbreitete Schlafstörung in der Schwangerschaft. 15–20 Prozent der Frauen bekommen es im Zusammenhang mit einem Eisenmangel; Frauen mit Folsäuremangel sind ebenfalls gefährdet. Nach der Geburt legt sich das RLS zwar wieder, doch für die Schwangeren ist es ein zusätzlicher Stressfaktor, der den Schlaf stört. Achten Sie deshalb auf eine ausreichende Versorgung mit Eisen, Folsäure und Vitamin B vor und während der Schwangerschaft.

F Wie verändert sich der Schlaf nach der Geburt?

Zwischen 35 und 80 Prozent der Frauen entwickeln drei bis fünf Tage nach der Geburt eine Wochenbettdepression (»Heultage«, Baby Blues). Sie hält meist höchstens zwei Wochen an, doch gibt es auch postpartale Depressionen, die sich irgendwann im ersten halben Jahr nach der Geburt manifestieren und zu starken Schlafstörungen führen.

Die Schlafmuster während der Schwangerschaft

Im Verlauf der Schwangerschaft verändern sich die Schlafmuster, vor allem aufgrund der extremen körperlichen Veränderungen, die sich einstellen, wenn das Baby heranwächst; aber auch durch die hormonelle Umstellung.

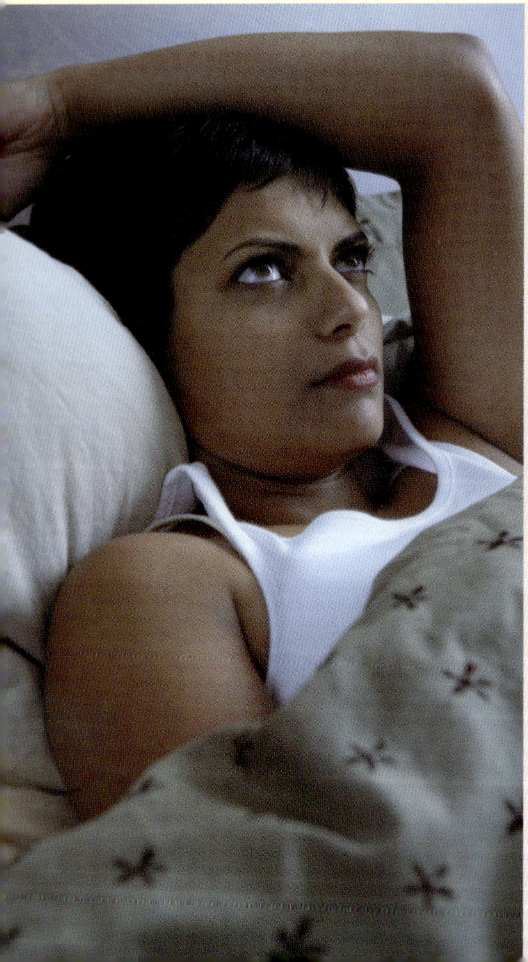

DER SCHLAF IM ERSTEN TRIMESTER

Das erste Trimester dauert von der Empfängnis bis zum Ende des dritten Monats. Der Progesteronspiegel ist dann hoch, was auf das Gehirn beruhigend und schlaffördernd wirkt. Progesteron wirkt aber auch auf die glatte Muskulatur in der Blase, man muss dadurch auch nachts häufiger zur Toilette, was den Schlaf natürlich stört und auf diese Weise zur Tagesmüdigkeit und Erschöpfung beiträgt. Übelkeit und Erbrechen beschränken sich nicht immer nur auf die Morgenübelkeit, sondern können auch abends auftreten. Man schläft tendenziell mehr als vor der Schwangerschaft, aber der Anteil des Tiefschlafs ist geringer.

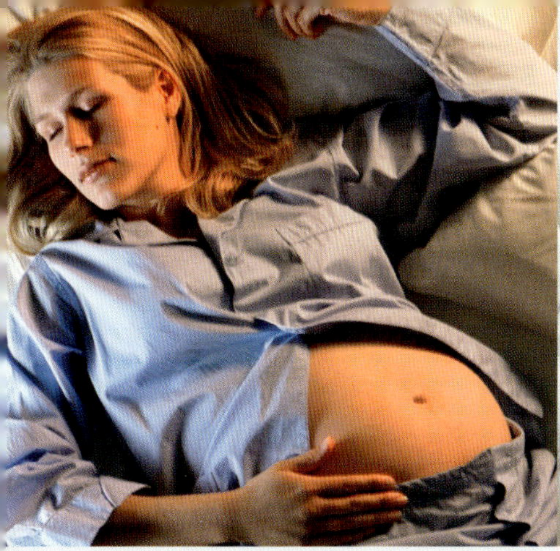

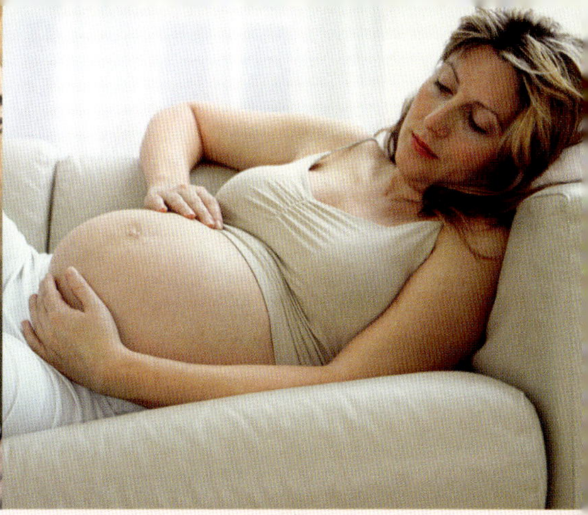

DER SCHLAF IM ZWEITEN TRIMESTER

Das zweite Trimester dauert vom 4. bis zum 6. Monat. Der Progesteronspiegel steigt in dieser Zeit weiter, aber langsamer. Bei vielen Frauen steigt die Schlafqualität und -quantität und sie fühlen sich tagsüber energiegeladen und vitaler. Das Baby drückt nun nicht mehr so auf die Blase, der Harndrang lässt etwas nach. Viele Frauen beginnen jedoch zu schnarchen, wahrscheinlich weil die Wirkung des Östrogens auf die Blutgefäße zu einer verstopften Nase führt. Das Risiko für eine Schlafapnoe und erhöhten Blutdruck ist erhöht; Sie sollten sich daher regelmäßig untersuchen lassen. Man hat weniger Tiefschlaf und liegt mehr wach als vor der Schwangerschaft.

DER SCHLAF IM DRITTEN TRIMESTER

In der Zeit vom 7. bis zum 9. Monat erreicht der Progesteronspiegel seinen Höchststand und die Frauen schlafen am schlechtesten in dieser Phase. Zu den möglichen Ursachen gehören Wadenkrämpfe, Sodbrennen, eine verstopfte Nase und wieder mehr Harndrang. Auch die Bewegungen des Babys können stören. Viele Frauen tun sich in den letzten Wochen schwer, eine bequeme Schlafposition zu finden. Das kann Tagesmüdigkeit und Erschöpfung nach sich ziehen. Brustschmerzen, Kurzatmigkeit und unregelmäßige Gebärmutterkontraktionen können ebenfalls dem Schlaf schaden. Man liegt mehr wach und hat weniger Tiefschlaf.

Die Zeit nach der Geburt

Ⓕ **Welche Schlafstörungen treten nach der Schwangerschaft auf?**

Natürlich sind Frauen nach der Geburt nachts öfters wach, um das Baby zu stillen bzw. zu füttern, doch das legt sich meist nach den ersten Wochen. Viele Mütter legen tagsüber Nickerchen ein, um den verlorenen Nachtschlaf nachzuholen. Die ersten 3–6 Wochen nach der Geburt sind beim ersten Baby besonders anstrengend und etwa drei Monate lang ist man meist viel erschöpfter als vor der Schwangerschaft. Nach der Geburt sind die Tiefschlafphasen besonders lang, das hängt vor allem mit dem Hormon Prolaktin zusammen, das die Milchproduktion steuert.

Ⓕ **Wie kann ich mit einem Neugeborenen ausreichend Schlaf finden?**

Zu Beginn fällt es noch schwer, durchzuschlafen. Sobald das Baby jedoch einen regelmäßigen Schlaf-Wach-Rhythmus hat (etwa mit sechs Monaten), können auch Sie wieder normaler schlafen. Wenn Sie sehr erschöpft sind, achten Sie darauf, dass Ihre Nahrung ausreichend Eisen enthält, denn ein erniedrigter Eisenspiegel kann Sie noch müder machen. Planen Sie tagsüber ein Nickerchen ein, wenn das Baby auch gerade schläft, und lassen Sie sich am Anfang von Ihrem Partner oder einer Angehörigen zur Hand gehen.

Ⓕ **Muss ich mir Sorgen machen, wenn ich nicht genügend Schlaf bekomme?**

Setzen Sie sich nicht unter Druck; eine Schwangerschaft und das erste halbe Jahr mit dem Baby sind körperlich und emotional sehr strapaziös. Es reicht, jeden einzelnen Tag zu überstehen. Wenn Sie meinen, dass Ihre Probleme allzu lange anhalten, ziehen Sie einen Arzt zurate. Eine anhaltende Depression beeinträchtigt nicht nur Ihre Gesundheit, sondern auch den Aufbau einer Mutter-Kind-Bindung.

Schlaf und Wechseljahre

F Verändert sich die Schlafqualität durch die Wechseljahre?

Viele Frauen empfinden ihren Schlaf in dieser Zeit als weniger befriedigend. Am häufigsten klagen sie über Einschlafstörungen. Weitere Probleme sind vermehrtes Aufwachen und Schläfrigkeit am Tag. Messungen im Schlaflabor ergaben jedoch, dass die Schlafdauer und die Schlafphasen sich nicht von denen der Frauen vor der Menopause unterscheiden. Man muss also wohl nach einem Hintergrund für die unterschiedliche Wahrnehmung suchen.

F Gehen die Schlafstörungen in den Wechseljahren auf die hormonellen Umstellungen zurück?

Keineswegs. Durch solche falschen Annahmen werden womöglich die wahren Gründe für Beschwerden wie Schlafstörungen, Erschöpfung oder Gewichtszunahme übersehen. Frauen nach der Menopause (ihrer letzten Periodenblutung) haben ein erhöhtes Risiko zu schnarchen und eine Schlafapnoe zu entwickeln, was Tagesmüdigkeit und Erschöpfung zur Folge haben kann. Wenn diese Symptome behandelt werden, kann sich die Lebensqualität erheblich verbessern.

F Warum bekomme ich Hitzewallungen?

Niemand kennt die genauen Ursachen für Hitzewallungen und Nachtschweiß. Hitzewallungen können auch bei Frauen auftreten, die wegen Brustkrebs in Behandlung sind. Durch Rauchen und Bewegungsmangel werden sie verstärkt. Sie dauern 3–5 Minuten, manchmal bis zu 20 Minuten. Einige Frauen erleben bis zu 20 Hitzewallungen an einem Tag, andere eine oder zwei pro Woche. Treten sie nachts auf, sinkt die Schlafqualität, denn sie können zum Aufwachen führen. Die Schlafphasen verschieben sich aber anscheinend nicht.

Ⓕ **Was kann ich gegen Hitzewallungen machen, die mich nicht schlafen lassen?**

Wenn die Hitzewallungen sehr störend sind, kann eine kurzfristige Hormontherapie die Beschwerden lindern, doch man weiß heute, dass sie auch gesundheitliche Risiken birgt. Wer unter Brustkrebs litt oder leidet oder einen Schlaganfall hatte, sollte keine Hormone nehmen. Auch Antidepressiva sowie in manchen Fällen Gabapentin können hilfreich sein.

DIE WECHSELJAHRE

Die Übergangszeit bis zur letzten Periode ist eine ganz normale Erfahrung im Leben einer Frau. Man geht davon aus, dass es die letzte Periode (Menopause) war, wenn danach für ein Jahr keine Blutung mehr aufgetreten ist.

Im Schnitt findet die Menopause in den westlichen Industrienationen im Alter von 51,4 Jahren statt – tatsächlich kann sie zwischen 40 und 58 auftreten. Genetische Faktoren sowie Rauchen, Übergewicht, ethnische Herkunft, die Antibabypille, wann die erste Periode auftrat und andere Faktoren wirken sich auf den Zeitpunkt der Menopause aus. Manche Frauen erleben sie bereits mit 30 und sie tritt in jedem Alter ab der Pubertät sofort ein, wenn die Eierstöcke entfernt werden.

Die Wechseljahre sind eine Übergangsphase, in der sich die Hormonsituation im Körper und im Gehirn verändert (der Östrogen- und Progesteronspiegel sinkt).

Schlafstörungen und Tagesmüdigkeit gehören zu den häufigsten Beschwerden während der Wechseljahre. Daneben können Hitzewallungen, Stimmungsschwankungen und Nachtschweiß auftreten.

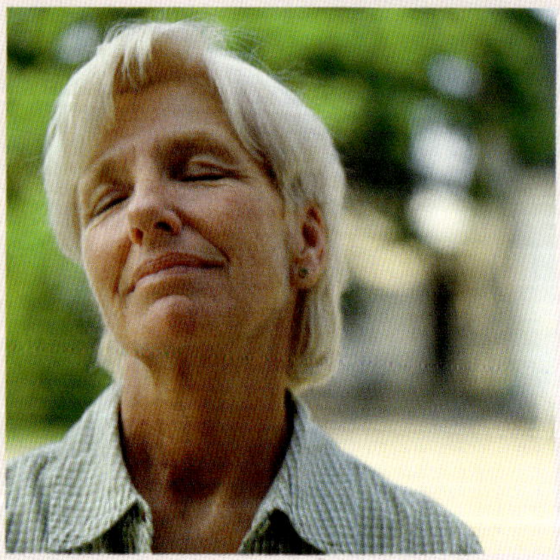

(F) Können alternative Therapien gegen meine Hitzewallungen helfen?

Bei vielen Therapien ist die Wirksamkeit nicht wissenschaftlich erwiesen, doch es gibt Hinweise, dass etwa Akupunktur, regelmäßiges Yoga und eine Therapie mit Phytoöstrogenen, z. B. aus Soja, die Beschwerden lindern können. Ein kühlerer Schlafraum ist selbstverständlich besser als ein zu warmer. Die Maßnahmen auf Seite 28–34 können ebenfalls dazu beitragen, Schlaflosigkeit zu beheben und eingefahrene schlechte Gewohnheiten abzulegen.

(F) Wie wirkt sich Stress in den Wechseljahren auf den Schlaf aus?

Wenn der Östrogenspiegel sinkt, reagieren Herz und Blutgefäße empfindlicher auf Stress. Auch die anderen Hormonkreisläufe kommen leichter »aus dem Tritt«. Schon die normalen Unannehmlichkeiten des Alltags können jetzt zu häufigerem Aufwachen, kürzerer Schlafdauer, weniger Tiefschlaf und verminderter Schlafqualität führen. Sie sollten daher Stress möglichst aus dem Weg gehen.

(F) Gibt es Beschwerden, die typisch für die Wechseljahre sind?

Übergewicht, Bluthochdruck und Schlafapnoe treten nach der Menopause öfter auf als davor. Die Gewichtszunahme beruht aber auch auf dem normalen Alterungsprozess und darauf, dass die körperliche Aktivität abnimmt. Übergewicht gehört zu den Risikofaktoren für Schlafapnoe.

(F) Gibt es weitere Beschwerden, die typisch für die Zeit nach den Wechseljahren sind und sich auf den Schlaf auswirken können?

Auch Depressionen und Stimmungsschwankungen treten nach der Menopause öfter auf und können den Schlaf stören. Krebserkrankungen sind ebenfalls häufiger. Eine Gebärmutterentfernung (Hysterektomie) nach der letzten Periode kann die Wechseljahresbeschwerden verschlimmern und zu Stimmungstiefs führen. Schilddrüsenprobleme nehmen zu; sie sind bei Frauen verbreiteter als bei Männern. Eine Schilddrüsenunterfunktion bringt Müdigkeit und Erschöpfung mit sich.

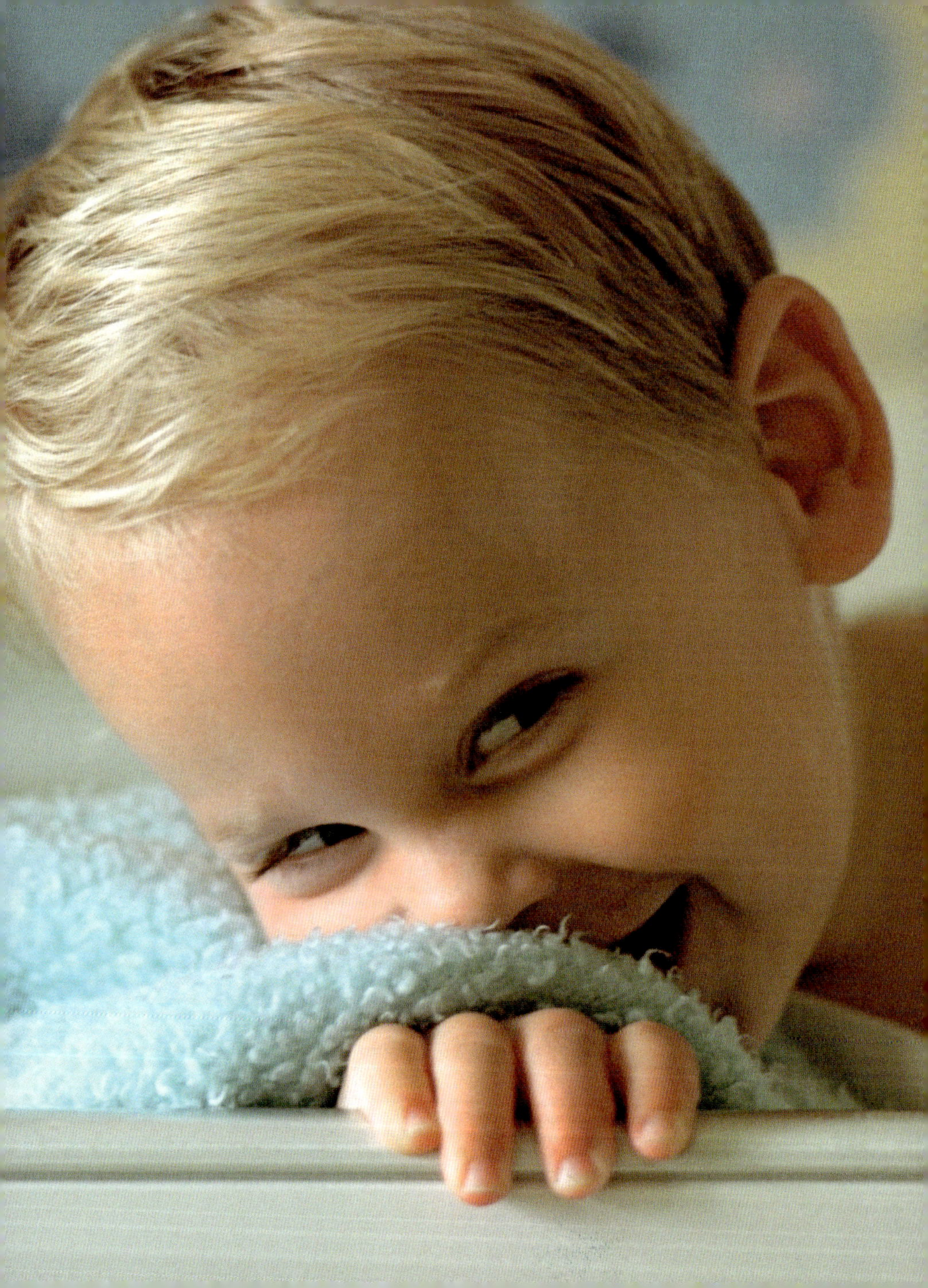

Kinder und Jugendliche

Schlaf ist für die körperliche und geistige Entwicklung von Kindern von zentraler Bedeutung. Sie müssen etwa 40 Prozent der Zeit schlafen. Mit zunehmendem Alter verändern sich die Schlafbedürfnisse. Kinder haben oft unter »Schlafräubern« wie Koffein, Fernsehen, dem Internet und anderen Aktivitäten, die den Schlaf stören können, zu leiden. Daneben gibt es die gleichen Schlafstörungen wie bei Erwachsenen. Wenden Sie sich bei Problemen an einen Arzt.

Babys

Wie viel Schlaf brauchen Neugeborene?

In den ersten ein, zwei Wochen können sie meist zu jeder Tages- und Nachtzeit schlafen. Zum Schlaf-Wach-Rhythmus gehören Schlafen und Aufwachen, um gestillt bzw. gefüttert, gewickelt und gepflegt zu werden. Neugeborene haben einen unregelmäßigen Schlaf-Wach-Rhythmus und schlafen zwischen 10 und 18 Stunden pro Tag. Wach sind sie zwischen ein und drei Stunden am Stück. Ein Baby verbringt rund die Hälfte der Schlafenszeit in der REM-Phase.

Wie kann ich meinem Baby helfen, ein regelmäßiges Schlaf-Wach-Muster zu entwickeln?

Neugeborene sollten ins Bett gelegt werden, wenn sie müde sind, nicht erst, wenn sie schon schlafen. Dadurch lernen sie, alleine einzuschlafen. Es gibt viele Theorien und Ratgeber darüber, wie man Babys zum Schlafen bringt, aber jedes Kind hat ein eigenes Muster, das sich nach und nach an den normalen Tag-Nacht-Zyklus anpassen muss. Wenn es sich im hellen Tageslicht aufhält und spielt, kann ein Baby länger wach bleiben. Eine ruhigere Umgebung mit gedämpftem Licht gegen Abend wird dagegen seinen Schlaf fördern.

Bekommt ein Baby, das gestillt wird, Schlafprobleme nach dem Abstillen?

Es gibt derzeit keine Hinweise, dass das Stillen des Kindes – das ja recht viel Wachsein während der Nacht bedeutet – zu Schlafstörungen führt, wenn das Kind vom Stillen entwöhnt ist.

Wann und wie sollte man ein Baby hinlegen?

Man sollte ein Baby ins Bett bringen, wenn es schläfrig ist, nicht erst, wenn es bereits schläft. Kopf, Gesicht und Hals dürfen nicht von Bettzeug bedeckt sein; das Baby sollte auf dem Rücken liegen (siehe S. 149).

Ⓕ Ist es besser, sich zusammen mit dem Baby hinzulegen?

Das Bett mit dem Baby zu teilen, ist in vielen Kulturen üblich. Es gibt keine Beweise, dass die Kinder dabei öfter ersticken würden. Im Allgemeinen wird empfohlen, dass das Kind nicht im Schlafzimmer der Eltern schläft, damit die Eltern besser schlafen können. Viele Eltern kommen sich dabei egoistisch vor, doch es gibt Hinweise, dass sie sogar eher öfter aufstehen und nachsehen, wenn sie das Baby schreien hören. Möglicherweise entwickeln Kinder, die als Baby bei ihren Eltern schliefen, eher Schlafstörungen. Es hat sich gezeigt, dass die Erwachsenen einen erholsameren Schlaf haben, wenn sie nicht zusammen mit dem Baby schlafen.

Ⓕ Wie beeinflussen Koliken den Schlaf meines Babys?

Koliken sind recht verbreitete Beschwerden, die den Schlaf von Säuglingen stören. Meist legen sie sich im Alter von 4–5 Monaten wieder. Typisch dafür ist eine Ruhelosigkeit am späten Nachmittag oder in den Abendstunden. Das Baby will sich nicht beruhigen lassen. Man nimmt an, dass Koliken im Zusammenhang mit der Entwicklung des Gehirns in den ersten Lebensmonaten stehen. Mit der Zeit legt sich die Unruhe, doch die Schlafprobleme können bestehen bleiben, wenn Sie bei Ihrem Baby keinen festen Schlaf-Wach-Rhythmus durchsetzen. Gerade Säuglinge mit Koliken verpassen Schlafenszeiten durch die Anfälle und können einen gestörten Schlaf-Wach-Rhythmus haben.

Ⓕ Wie bringe ich mein Baby zum Einschlafen, wenn die Koliken sich gelegt haben?

Die allerwichtigste Maßnahme, ihr Baby an geregelte Abläufe zu gewöhnen, besteht darin, feste Schlafenszeiten einzuführen und sie konsequent einzuhalten. Am wichtigsten ist die Aufwachzeit am Morgen, sie sollte immer zur gleichen Uhrzeit liegen. Auch die Schlafenszeit am Abend sollten Sie immer durchsetzen.

Kann eine Kuhmilchallergie bei Säuglingen Schlafprobleme verursachen?

Ja. Es kann schwierig sein, eine Kuhmilchallergie von einer Kolik zu unterscheiden. Durch Bluttests kann Ihr Arzt aber eine Allergie diagnostizieren. Säuglinge mit Kuhmilchallergie wachen nachts sehr oft auf und schlafen insgesamt weniger. Am Tag weinen sie oft und scheinen ganz unruhig zu sein. Sobald sie keine Kuhmilch mehr erhalten, normalisieren sich in der Regel das Verhalten und der Schlaf wieder, meist innerhalb von zwei Wochen.

Mein Baby braucht nachts viel zu trinken – beeinträchtigt das seinen Schlaf?

Babys, die nachts große Mengen Flüssigkeit zu sich nehmen (200–900 ml, je nach Größe), haben einen gestörten Schlaf und wachen morgens natürlich mit nassen Windeln auf. Ab dem siebten Monat sollte das Kind nachts nicht mehr gefüttert werden müssen. Wenn es dennoch aufwacht, kann das daran liegen, dass es gewohnheitsmäßig Nahrungsaufnahme mit Schlaf assoziiert, dass seine gefüllte Blase es aufwachen lässt oder dass es von antrainierten Hungergefühlen geweckt wird. Wenn das Kind viel trinkt, liegt hier das Problem; trinkt das Kind kleinere Mengen, wird Schlaf eher mit elterlicher Fürsorge bzw. der Anwesenheit eines Elternteils assoziiert.

Wie kann ich mein Baby von Milch bzw. flüssiger Nahrung entwöhnen?

Am besten, indem Sie über ein, zwei Wochen die nächtliche Menge an Nahrung bzw. Milch immer weiter reduzieren oder die Milch mit Wasser verdünnen. Wenn Sie stillen und immer Milch in die Brüste einschießt, sobald Ihr Baby schreit, kann es sinnvoll sein, die Milch abzupumpen und dem Kind in einer Flasche zu geben. So können Sie sie nach und nach immer mehr verdünnen und das Baby so abstillen. Sobald das Baby durchschläft und nachts nicht mehr schreit, schießt auch keine Milch mehr ein.

SCHLAF UND PLÖTZLICHER KINDSTOD

Der plötzliche Kindstod (engl. *sudden infant death syndrome*, SIDS) gehört zu den häufigsten Todesursachen bei Kindern bis zu einem Jahr. Die Diagnose wird gestellt, wenn alle anderen möglichen Ursachen ausgeschlossen wurden. Atemstörungen und Herzprobleme erhöhen wahrscheinlich das Risiko. Ein Abfall des Blutdrucks und eine Verlangsamung der Herzfrequenz bis zum Herzstillstand sind die genaue Todesursache. Manchmal findet man genetische Defekte, die Herzrhythmusstörungen verursachen und ebenfalls zum SIDS führen können.

RISIKOFAKTOREN

Rauchen in der Schwangerschaft und nach der Geburt kann SIDS begünstigen. Das Rauchen ist der allergrößte schädliche Einfluss; man kann ihn jedoch ausschalten. Bei einigen Babys, die an SIDS gestorben sind, konnte man sogar in der Umgebung ihres Herzens flüssiges Nikotin nachweisen. Gefährdet sind außerdem besonders Frühgeborene, Babys mit geringem Geburtsgewicht sowie solche mit genetisch bedingter Atemregulationsstörung. Weitere Risikofaktoren sind ein Drogenkonsum der Mutter, Winterwetter und wenn das Baby in Bauchlage schläft.

FÜR GUTEN BABYSCHLAF SORGEN

Diese Erkenntnisse sind leicht zu berücksichtigen: Legen Sie das Baby immer auf den Rücken zum Einschlafen. Rauchen Sie selbst nicht in der Schwangerschaft und nach der Geburt und bieten Sie dem Baby eine rauchfreie Umgebung. Gibt es in Ihrer Familie Herzrhythmusstörungen, sollten Sie Ihren Kinderarzt darüber informieren, damit Ihr Baby untersucht und wenn nötig behandelt werden kann.

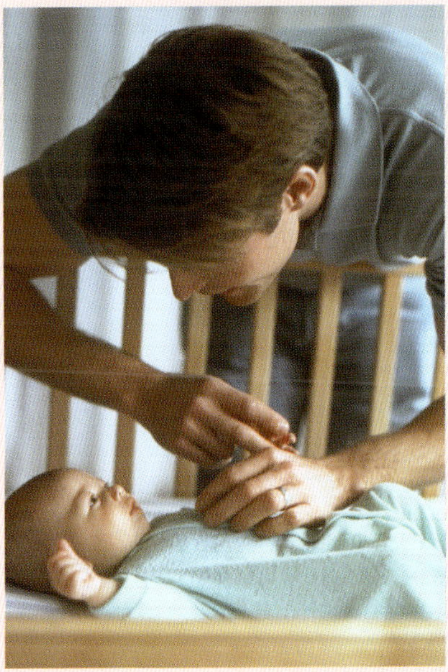

Mythos »Kinder entwickeln von selbst einen gesunden Schlaf-Wach-Rhythmus.«

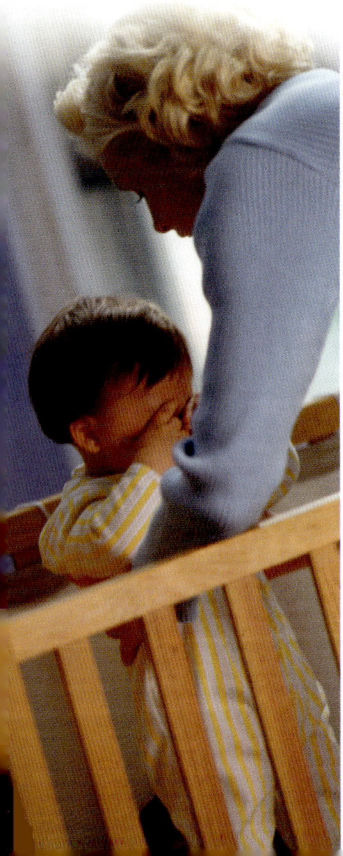

Wahrheit Das ist nicht der Fall. Sie sollten gleich nach der Geburt damit beginnen, Ihr Kind an einen geregelten Schlaf-Wach-Zyklus zu gewöhnen. Kinder brauchen feste Gewohnheiten und Eltern und Betreuer müssen geduldig und konsequent dafür sorgen, dass beim Zubettgehen und bei der Morgenroutine feste Zeiten eingehalten werden.

Vom Säugling zum Jugendlichen

Ⓕ Wie viel Schlaf benötigt ein Säugling?

Vom 3. bis zum 11. Monat braucht ein Baby sehr viel Schlaf. Ab dem 6. Monat müssen die meisten Kinder nachts nicht mehr gestillt/gefüttert werden. Viele schlafen bereits eine Nacht durch. Mit neun Monaten wachen rund 80 Prozent der Kinder nachts nicht mehr auf. Tagsüber schlafen sie zwischen ein- bis viermal für eine halbe bis zwei Stunden. Der Nachtschlaf sollte zwischen neun und zwölf Stunden dauern, insgesamt schlafen Kinder im ersten Jahr 14–18 Stunden pro Tag.

Ⓕ Warum sollte man Säuglinge ins Bett legen, bevor sie eingeschlafen sind?

Wenn Sie Ihr Kind hinlegen, während es am Einschlafen ist, hilft ihm das zu lernen, auch ohne Sie in den Schlaf zu finden. Außerdem lernt es wieder alleine einzuschlafen, wenn es während seines Schlafs am Tag oder in der Nacht einmal aufgewacht ist.

Ⓕ Mein Säugling schreit viel, wenn er aus dem Schlaf aufwacht – woran könnte das liegen?

Es gibt viele Gründe, warum Kinder im Schlaf weinen. Ist Ihr Kind gewohnt, dass Sie da sind, wenn es einschläft? Hat Ihr Kind gelernt, dass Sie bei jedem Weinen sofort angelaufen kommen? Vielleicht durchläuft Ihr Kind gerade eine Phase der Trennungsangst (typisch für Kinder von 8–9 Monaten). Achten Sie darauf, dass Ihr Kind tagsüber und nachts feste Schlafenszeiten einhält und sein Zimmer so gestaltet ist, dass es seinen Schlaf fördert. Auch Krankheiten können die Schlafmuster beeinträchtigen; ziehen Sie bei Bedarf einen Arzt zurate.

Schlafhygiene bei Kindern

Kinder und Jugendliche brauchen Regelmäßigkeit. Kein Kind wird es Ihnen wirklich verübeln, wenn Sie auf festen Schlafens- und Aufstehzeiten bestehen. Das ist ebenso wichtig wie die anderen Aspekte der Pflege (etwa die Erziehung zu Sauberkeit, Zähneputzen und Baden). Die Schlafhygiene bei Kindern ähnelt sehr der bei Erwachsenen, es sind nur einige zusätzliche Dinge zu berücksichtigen:

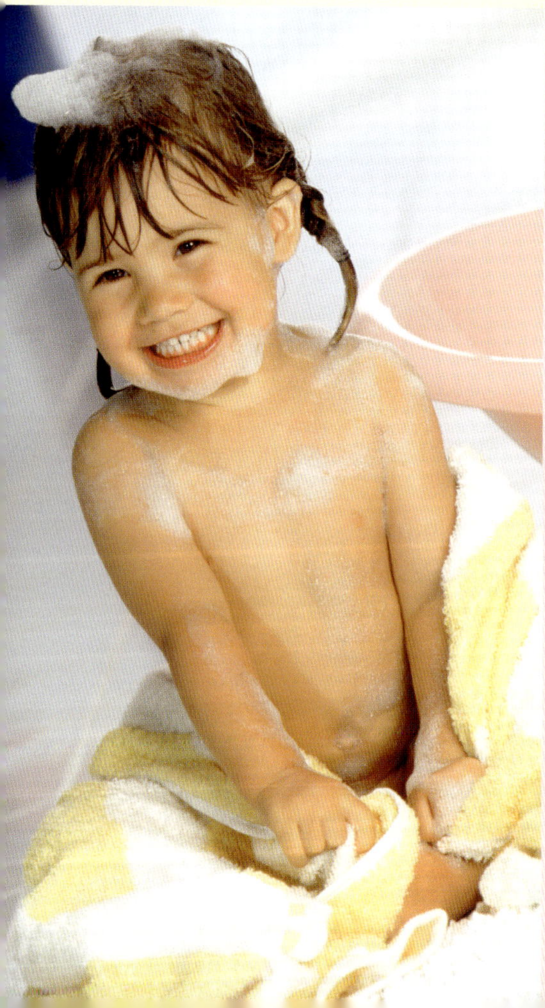

- Die Schlafenszeiten sollten regelmäßig sein; gelegentlich ein kleiner Spielraum ist möglich, doch sonst sollten Sie ohne Diskussionen auf ihrer Einhaltung bestehen.
- Eltern oder Betreuer sollten auch auf regelmäßigem Aufstehen immer zur gleichen Zeit bestehen. Das ist für einen geregelten Schlaf-Wach-Rhythmus am allerwichtigsten.
- Das Kinderzimmer sollte nachts ruhig und dunkel sein.
- Die Temperatur sollte angenehm sein (bis zu 24 °C).
- Vermeiden Sie Lärm; zur Not hilft unaufdringliches (»weißes«) Rauschen, in einer lauten Umgebung zur Ruhe zu kommen.
- Tagsüber sollte ein Kind seinem Alter entsprechend hingelegt werden. Keine Nickerchen kurz vor dem Zubettgehen!

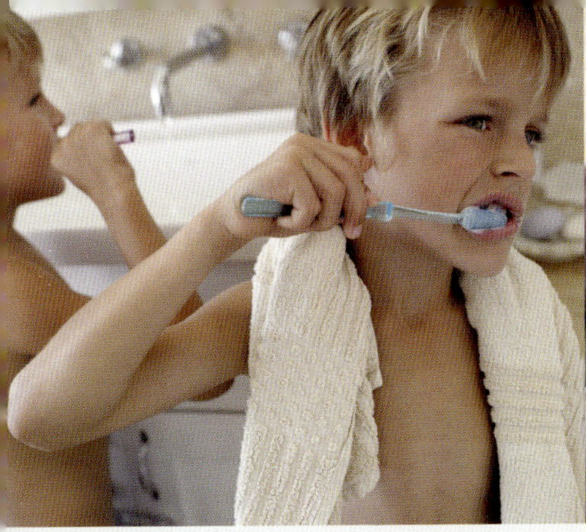

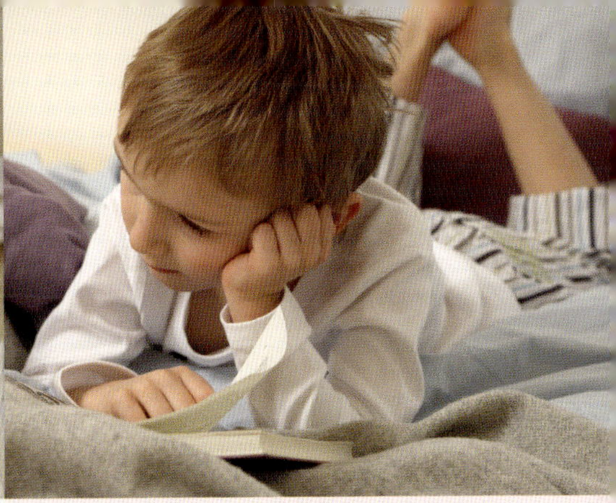

- Kinder lernen es, alleine einzuschlafen. Aber nur, wenn Sie das Kind hinlegen, solange es schläfrig, aber noch wach ist.

- Achten Sie darauf, dass die Umgebung sicher ist und sich das Kind geborgen fühlt. Sie sollten in Rufweite sein, wenn etwas ist, aber dem Kind beim Einschlafen keine Gesellschaft leisten.

- Lebhafte Aktivitäten sollten zwei Stunden vor dem Schlafengehen beendet werden. Wenn Ihr Kind beim Baden ganz aufgedreht wird, sollten Sie es nachmittags oder morgens baden.

- Geben Sie Ihrem Kind kein Koffein und auch nicht die kleinste Menge Alkohol. Lesen Sie die Angaben der Inhaltsstoffe von Nahrungsmitteln immer genau.

- Wenn Ihr Kind Hunger hat, geben Sie ihm einen Snack. Kinder sollten nicht hungrig zu Bett gehen.

- Geben Sie Ihrem Kind vor dem Schlafengehen nur noch ganz wenig zu trinken, und schicken Sie es zur Toilette, bevor es sich hinlegt.

- Ihrem Alter entsprechend dürfen Kinder ein wenig protestieren und weinen, wenn sie ins Bett sollen. Regt sich das Kind zu sehr auf, können Sie es beruhigen, doch danach verlassen Sie den Raum, damit Ihr Kind alleine einschläft. Das muss manchmal mehrfach oder sogar über Stunden wiederholt werden, bis das Kind schläft. Durchhalten lohnt sich jedoch, denn wenn das Kind damit nicht durchkommt, erledigt sich der Aufstand schnell.

Ⓕ **Wie viel Schlaf brauchen Kleinkinder?**

Kinder zwischen ein und drei Jahre benötigen pro Tag rund 12–14 Stunden Schlaf. Je älter das Kind wird, desto weniger schläft es tagsüber; es sollten nicht mehr als 1–3 Stunden sein. Das Schlafbedürfnis hängt stark von der Entwicklung und von den genetischen Voraussetzungen ab, die sich schon in frühen Lebensjahren zeigen können.

Ⓕ **Welche Schlafprobleme können in diesem Alter auftreten?**

Es kann sehr anstrengend sein, das Kind zum Einschlafen zu bringen. In diesem Alter testen Kinder ihre Grenzen aus und werden selbstbewusster. Sie können gegen das Zubettgehen protestieren, manchmal stehen sie alleine auf, und sobald sich ihre Fantasie entwickelt, können sich Albträume und nächtliche Ängste einstellen. Darum ist es so wichtig, dass Sie sich durchsetzen und konsequent auf der Einhaltung fester Schlafenszeiten bestehen. Geben Sie nicht nach, auch wenn es schwerfällt. Oft helfen den Kindern Dinge, die ihnen Geborgenheit vermitteln, etwa eine Kuscheldecke oder ein geliebtes Plüschtier. Wenn Sie mehrere Kinder dieses Alters mit unterschiedlichen Schlafmustern haben, hilft es oft sehr, sie nach Möglichkeit getrennt schlafen zu lassen.

Ⓕ **Wie viel Schlaf braucht ein Vorschulkind?**

Ab fünf Jahren brauchen Kinder tagsüber so gut wie gar keinen Schlaf mehr. Sie benötigen aber immer noch 11–13 Stunden Schlaf täglich. Schlafwandeln, nächtliche Ängste und Verhaltensstörungen mit Aufwachen können nun auftreten, und das Kind kann gegen das Zubettgehen protestieren. Bestehen Sie auch in diesem Alter unbedingt darauf, dass Ihr Kind immer zur gleichen Zeit ins Bett geht; das hilft ihm, gut zu schlafen.

F Wie viel Schlaf brauchen Schulkinder?

Zwischen fünf und zwölf sind die Bedürfnisse etwa noch so wie bei Vorschulkindern. Im Allgemeinen sind 10–12 Stunden Schlaf pro Nacht nötig, damit das Kind tagsüber gesund und leistungsfähig ist. In dem Alter kann der Schlaf durch viele Einflüsse gestört sein: Die Kinder sind beansprucht von schulischen und außerschulischen Aktivitäten, Computer und Fernsehen, und die Eltern haben keinen genauen Überblick mehr, was sie essen und trinken (etwa koffeinhaltige Cola). Störungen des Schlaf-Wach-Rhythmus und schlechter Schlaf können die schulischen Leistungen beeinträchtigen und zu psychischen Störungen sowie Hyperaktivität führen. Viele primäre Schlafstörungen manifestieren sich nun zum ersten Mal. Geregelte Schlafenszeiten sind nach wie vor überaus wichtig.

F Wie viel Schlaf benötigen Jugendliche?

Beim Heranwachsen nimmt das Schlafbedürfnis etwas ab, aber Jugendliche brauchen noch immer mehr Schlaf als Erwachsene. Etwa 9–10 Stunden pro Nacht sind nötig. Es gibt aber auch ganz individuelle Bedürfnisse, die von genetischen Faktoren abhängen.

F Wodurch kann der Schlaf eines Jugendlichen gestört werden?

Freizeit- und soziale Aktivitäten sowie viele Hausaufgaben fordern ihren Preis. Viele Heranwachsende können in ihrem Zimmer uneingeschränkt Computer und Fernseher nutzen, was zu Schlafmangel führen kann. Es kann zu einer Verschiebung ihrer Schlafphasen oder DSPS (siehe S. 76) kommen. Dadurch können die Leistungen in der Schule oder am Ausbildungsplatz leiden. Doch auch jetzt sind regelmäßige und geregelte Schlafenszeiten außerordentlich wichtig – auch wenn es schwierig ist, sie durchzusetzen.

ROUTINEPROGRAMM ZUR SCHLAFENSZEIT

In jeder Familie geht es anders zu; passen Sie das folgende Programm so Ihren Gewohnheiten an, dass Sie Ihr Kind so stressfrei wie möglich ins Bett bekommen. Setzen Sie sich durch, denn Kinder brauchen Regelmäßigkeit. Ihre Entschlossenheit und Konsequenz verleihen Ihrem Kind ein Sicherheitsgefühl.

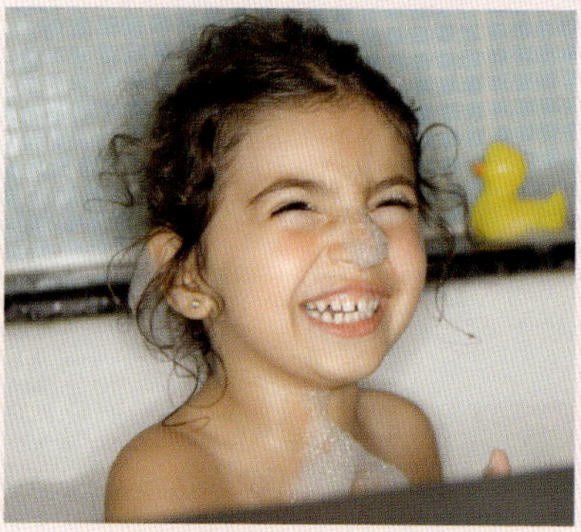

① Frühes Abendessen.

② Nach dem Abendessen nur noch ruhige Spiele – keine Computerspiele, Spiele, bei denen das Kind durchs Haus tobt, oder andere Dinge, die das Kind aufregen.

③ Baden mit dem Lieblingsspielzeug 1–3 Stunden vor dem Schlafengehen.

④ Nach dem Bad zieht das Kind gleich den Schlafanzug an.

⑤ Spielen Sie noch 20–30 Minuten etwas Ruhiges oder sehen Sie zusammen fern. Ihr Kind sollte keinen Fernseher in seinem Zimmer haben. Günstig ist es, eine Aufnahme anzusehen; falls sie unterbrochen wird, können Sie sie später noch einmal von vorne ansehen und Ihr Kind weiß, dass ihm nichts verloren geht.

⑥ Zähneputzen.

⑦ Zur Toilette gehen.

⑧ Zu Bett gehen.

⑨ Kurze Gutenachtgeschichte.

⑩ Licht aus.

Lassen Sie sich durch Weinen und Schreien nicht davon abbringen, den Raum zu verlassen, und gehen Sie auch nicht zurück. Manchmal dauert es, bis ein Kind zur Ruhe kommt, aber sie oder er muss lernen, alleine einzuschlafen.

Schlafprobleme bei Kindern

F Welche Schlafprobleme können Kinder haben?

Bei Kindern gibt es schon die gleichen primären Schlafstörungen wie bei Erwachsenen (siehe S. 50–81), sie kommen aber ungleich seltener vor. Nur die Schlafapnoe nimmt zu, weil in den westlichen Industriestaaten immer mehr Kinder übergewichtig sind. Krankheiten und psychische Erkrankungen können ebenfalls den Schlaf beeinträchtigen.

F Woher weiß ich, ob die Schlafprobleme bei meinem Kind auf eine Krankheit zurückgehen?

Wahrscheinlich erkennen Sie das ohne Schwierigkeiten: Die häufigsten Probleme, die zu Schlafstörungen bei Kindern führen, sind: Fieber, Schmerzen oder andere Beschwerden. Verbreitet ist bei Kindern z. B. die Mittelohrentzündung. Bei Schlafstörungen liegt das Kind nachts lange wach und ist tagsüber erschöpft. Oft nimmt die Aktivität am Tag stark ab. Je schneller das Problem behandelt wird, desto eher normalisiert sich der Schlaf. Auch im Krankheitsfall ist es wichtig, die Schlafhygiene einzuhalten (siehe S. 152–153) und so gut es geht auf geregelte Schlafenszeiten zu achten.

F Wie beeinflussen neurologische Störungen den Schlaf von Kindern?

Kinder schlafen oft schlecht, wenn sie unter Störungen des Nervensystems leiden oder nicht oder nur eingeschränkt sehen, hören oder sich bewegen können – unabhängig davon, ob sie mit der Behinderung geboren wurden oder sie beispielsweise durch einen Unfall entstanden ist. Schlaflosigkeit und häufiges nächtliches Aufwachen sind sehr verbreitet. Bei blinden und gehörlosen Kindern kann der Schlaf-Wach-Rhythmus erheblich beeinträchtigt sein.

Woher weiß ich, ob mein Kind Schlafprobleme hat?

Sie sollten sich immer fragen, ob vielleicht eine Schlafstörung dahintersteckt, wenn Ihr Kind ohne erkennbaren Grund tagsüber schläfrig ist (das kommt bei gesunden Kindern so gut wie nie vor), sich in der Schule verschlechtert, weniger Interesse an Freizeitaktivitäten zeigt, sich seine Stimmung verschlechtert oder sein Verhalten immer schwieriger und unberechenbarer wird. Folgende Ursachen können infrage kommen:

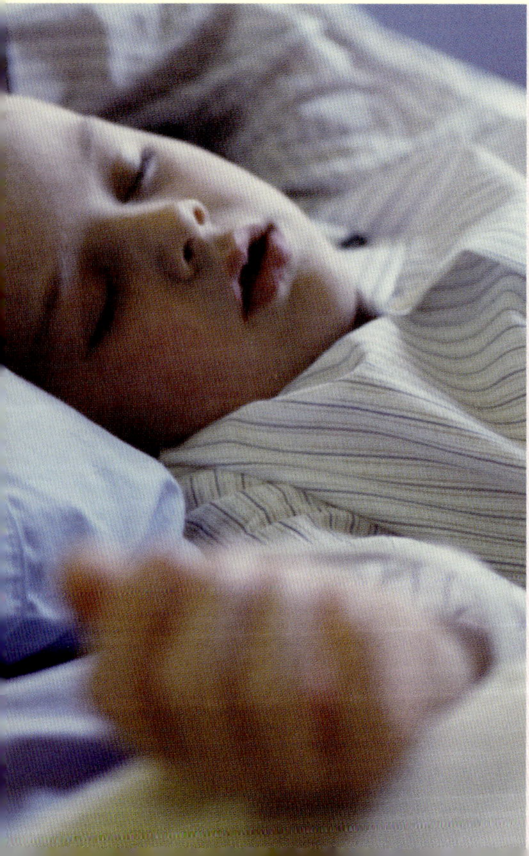

PROBLEME BEIM EINSCHLAFEN

- Schläft Ihr Kind schwer ein?
- Weigert sich Ihr Kind, ins Bett zu gehen?
- Dauert es lang, bis Ihr Kind eingeschlafen ist?

ÜBERMÄSSIGE TAGESMÜDIGKEIT

- Ist Ihr Kind tagsüber ungewöhnlich schläfrig?
- Hat Ihr Kind morgens auffallende Probleme beim Aufstehen?
- Dauert es morgens lange, bis Ihr Kind in die Gänge kommt?
- Schläft sie oder er tagsüber einfach ein?
- Macht Ihr Kind am Tag öfters Nickerchen, die seinem Alter nicht mehr angemessen sind?

NÄCHTLICHES AUFWACHEN

- Steht Ihr Kind nachts öfters auf?
- Bleibt Ihr Kind nachts längere Zeit auf?

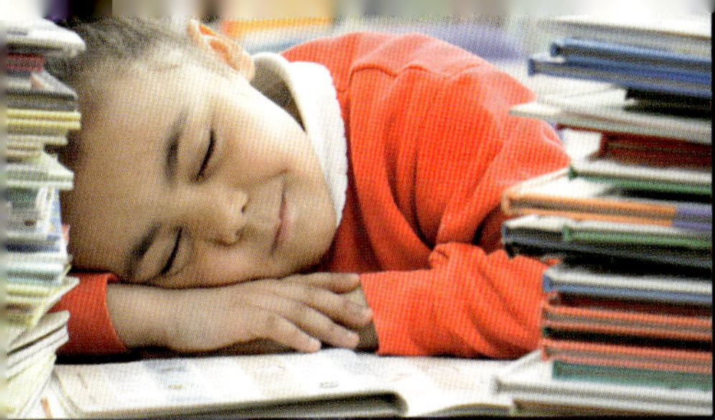
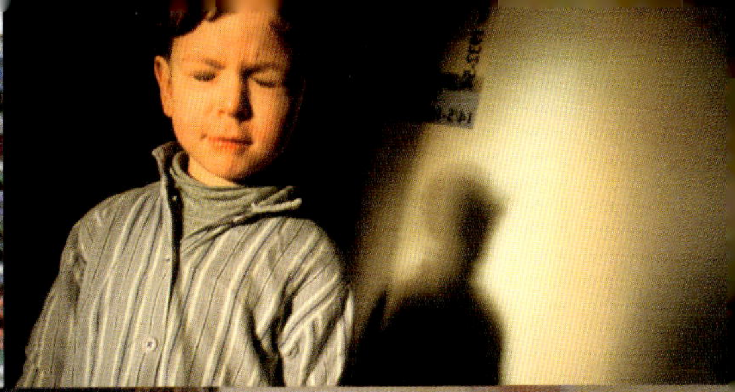
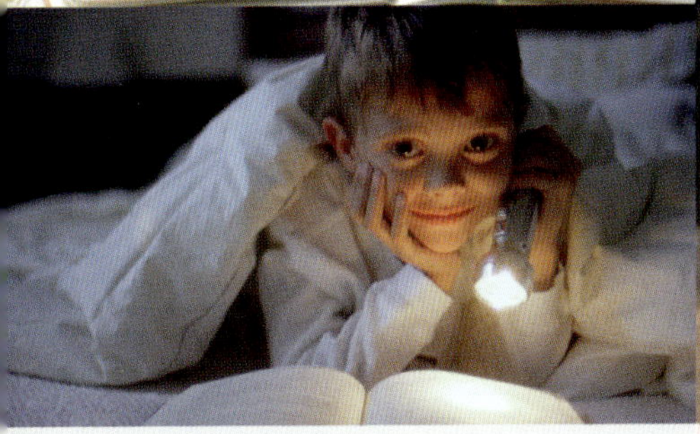
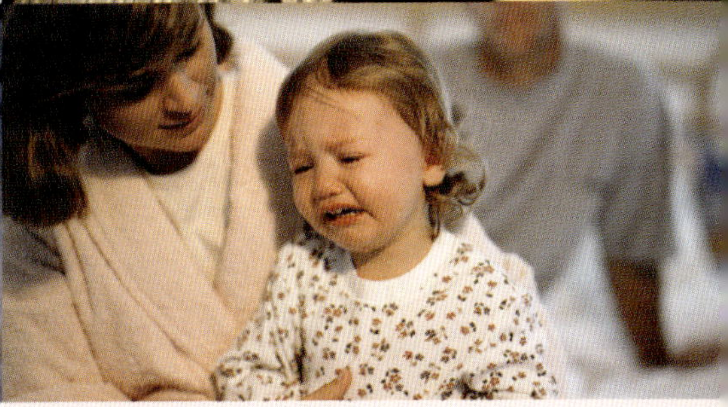

- Leidet Ihr Kind unter Albträumen oder nächtlichen Ängsten?
- Schlafwandelt Ihr Kind regelmäßig oder wacht vor Schreck auf?

REGELMÄSSIGKEIT UND SCHLAF-DAUER

- Wie lange muss Ihr Kind schlafen?
- Wie sieht das Schlafmuster Ihres Kindes aus?
- Kann Ihr Kind zu geregelten Zeiten einschlafen und aufstehen?

SCHNARCHEN

- Schnarcht Ihr Kind beim Schlafen?
- Hat Ihr Kind im Schlaf Atempausen?
- Ist Ihr Kind tagsüber schnell erschöpft, hat Verhaltensprobleme oder verschlechtert sich in der Schule?

Wenn Sie eine dieser Fragen mit Ja beantwortet haben, oder Ihr Kind unregelmäßig schläft und Sie sich Sorgen machen, holen Sie bitte ärztlichen Rat ein.

F Wie behandelt man Schlafstörungen bei Kindern mit schweren Behinderungen?

Schlafstörungen bei behinderten Kindern zu behandeln kann schwierig sein; ohne professionelle Hilfe ist es wahrscheinlich nicht zu schaffen. Ein Schlafspezialist kann genau untersuchen, wo die Schlafprobleme bei Ihrem Kind genau liegen und ob eventuell noch zusätzliche Erkrankungen vorliegen. Es muss auch geklärt werden, ob bestimmte andere Krankheiten ausgeschlossen werden können, bevor eine Diagnose gestellt werden kann. Wie bei Erwachsenen auch gibt es für jede Schlafstörung Behandlungsmöglichkeiten.

F Ist die Aufmerksamkeitsstörung mit Hyperaktivität eine Schlafstörung?

Die Eltern von Kindern mit Aufmerksamkeitsdefizit-/Hyperaktivitäts-Syndrom (ADHS) meinen meist, Ihr Kind würde schlechter schlafen als andere Kinder. Kinder mit diesem Syndrom schlafen zwar oft unruhiger, aber es herrscht in der Fachwelt keineswegs Einigkeit darüber, ob ihr Schlaf in höherem Ausmaß gestört ist als der anderer.

F Welche Charakteristika hat ein hyperaktives Kind mit Aufmerksamkeitsstörung?

Die Diagnose ADHS (engl. ADHD *attention deficit hyperactivity disorder*) kann nur ein Arzt stellen. Das Verhalten eines Kindes mit ADHS ist fahrig, es stört den Unterricht, hat Konzentrationsprobleme, ist leicht abgelenkt, hat Schwierigkeiten, an einer Sache bis zum Ende dranzubleiben, und seine Stimmung kann schnell umschwenken. Die meisten Kinder sind ruhelos und überaktiv, sie werden schnell frustriert und können aggressiv reagieren. Viele hyperaktive Kinder wachen nachts häufig auf und werden immer rastloser. Bettnässen (siehe S. 164–165) und Nachtschweiß treten bei hyperaktiven Kindern häufiger auf, als es bei anderen Kindern der Fall ist.

F Können Kinder mit Schlafapnoe ADHS bekommen?

Durchaus. Kinder mit starker Schlafapnoe verhalten sich oft ganz ähnlich wie Kinder mit ADHS, doch durch das nächtliche Schnarchen können sie tagsüber auch zeitweise sehr schläfrig sein.

F Wie wird ein Kind auf ADHS untersucht?

Wie gesagt, sollte die Diagnose nur von einer Fachfrau oder einem Fachmann gestellt werden, denn sie hat eine große Bedeutung für das Kind und für die Behandlung. Bei Verdacht auf eine Schlafapnoe muss das Kind auch darauf untersucht werden. Es gibt verschiedene Behandlungsmöglichkeiten bei Hyperaktivität, etwa Medikamente, psychologische Beratung und Verhaltensänderungen (die auch Eltern und Betreuer betreffen können). Sobald die Behandlung begonnen hat, verbessert sich meist auch der Schlaf.

F Welche Schlafstörungen sind bei Kindern verbreitet?

Kinder leiden unter primären Schlafstörungen genau wie Erwachsene. Neben den bereits beschriebenen Schwierigkeiten gibt es Probleme, Grenzen zu setzen (bei den Eltern) und zu akzeptieren (bei den Kindern), nächtliche Ängste, Schlafwandeln und Reden im Schlaf, nächtliches Aufschrecken, Bettnässen (siehe S. 164–165), Schnarchen, Schlafapnoe, und besonders bei Jugendlichen, Störungen der zirkadianen Rhythmen.

F Mein Kind hat Angst, ins Bett zu gehen. Was kann ich tun?

Kinder haben ein lebhaftes Vorstellungsvermögen und können oft verstörende Albträume erleben. Auch bei einer ganz normalen Entwicklung treten viele Ängste auf, z. B. Trennungs- und Verlustängste, Geschwisterrivalitäten und Angst vor dem Tod. Manchmal drücken Kinder ihre Angst durch zunehmende Aggressivität, Stimmungsumschwünge und Stöhnen aus. Oder das Kind hat Angst, alleine zu schlafen oder nachts alleingelassen zu werden.

Ⓕ Wie gehe ich mit den Ängsten meines Kindes am besten um?

Das kommt darauf an, wie gravierend die Ängste sind und wie lange sie schon bestehen. Wenn Ihr Kind schon länger darunter leidet, und Sie glauben, dass Sie das Problem nicht alleine bewältigen werden, sollten Sie einen Kinderpsychologen zurate ziehen. Wenn Sie aber wissen, wie die Ängste entstanden sind und sie erst vor kurzem aufgetreten sind, braucht Ihr Kind vielleicht nur etwas Verständnis und Unterstützung von Ihnen. Halten Sie Ihr Zubettgeh-Programm ein, aber bleiben Sie etwas länger bei Ihrem Kind, bis es zur Ruhe gekommen ist. Manche Kinder fühlen sich auch geborgener, wenn ihr Zimmer umgestaltet wird.

Ⓕ Warum ist es jeden Abend so stressig, mein Kind ins Bett zu kriegen?

Wahrscheinlich haben Sie angefangen, mit dem Kind über seine Widerstände zu diskutieren, statt auf einer festen Uhrzeit und einem geregelten Programm beim Schlafengehen zu bestehen. Indem Sie auf die Proteste und Wutausbrüche des Kindes eingehen, bestätigen Sie ihm, dass der Protest sich lohnt, und geben im Grunde nach. Stellen Sie feste Regeln auf, wie das Zubettgehen vonstatten gehen soll und bestehen Sie ausnahmslos auf ihrer Einhaltung. Machen Sie klare Ansagen und lassen Sie sich nicht auf Diskussionen ein. Verstärken Sie die Spannung nicht, indem Sie selbst aggressiv werden oder mit Strafen drohen. Sie entscheiden, wer beim Thema Schlafenszeit das Sagen hat – Sie oder Ihr Kind.

Ⓕ Was ist Nachtangst?

Ein Kind wacht beim sogenannten *Pavor nocturnus* nachts plötzlich mit einem durchdringenden Schreckensschrei aus dem Tiefschlaf auf und ist voller Angst. Es kann Herzrasen haben und schwitzen. Die Anfälle hören meist im Jugendalter von selbst wieder auf. Sie treten bei drei Prozent aller Kinder regelmäßig und bei 3,5–15 Prozent gelegentlich auf.

(F) Die nächtlichen Ängste meines Kindes beunruhigen mich sehr. Können sie ihm schaden?

Auch wenn der Anblick des eigenen Kindes, das von einer Nachtangst geschüttelt wird, verstörend sein kann, sollten Sie sich keine großen Sorgen machen. Es wird ihm nichts Arges geschehen, die Anfälle haben keine Spätfolgen und beeinträchtigen auch nicht die Entwicklung eines Kindes. Sie sind auch kein Anzeichen für eine psychische Erkrankung.

(F) Kann ich gegen die Nachtangst meiner Tochter irgendetwas tun?

Achten Sie darauf, dass das Schlafzimmer Ihrer Tochter sicher ist und sie sich nicht wehtun kann, falls sie beim Aufschrecken einmal aus dem Bett fällt. Ein Kind, das schlafwandelt oder wegen nächtlicher Angst im Dunkeln aufsteht, sollte z. B. nicht oben in einem Stockbett schlafen. Ihre Tochter sollte entspannt einschlafen können und geregelte Schlaf-Wach-Zeiten haben. Konsultieren Sie einen Arzt, wenn die Anfälle stark sind und sehr häufig auftreten oder sich anscheinend einige Zeit nichts verändert. Manchmal helfen Medikamente oder eine psychologische Beratung. Sie müssen jedenfalls nicht die ganze Nacht am Bett Ihrer Tochter verbringen. Trösten Sie sie nur kurz, wenn Sie mitkriegen, dass Sie einen Anfall hatte.

(F) Was ist Schlafwandeln?

Das Schlafwandeln besteht aus einer Reihe komplexer Verhaltensweisen, die im Tiefschlaf ablaufen. Es kann spontan aufhören oder die Person kehrt in ihr Bett zurück. Wenn sie sich in gefährliche Situationen begibt und etwa auf die Straße oder durch ein Fenster geht, kann es zu Unfällen und auch zu Verletzungen kommen. 1–3 Prozent aller Kinder schlafwandeln regelmäßig, 6–29 Prozent gelegentlich. Nach dem Jugendalter hört das normalerweise auf. Ein schlafwandelndes Kind zu wecken, ist nicht gefährlich.

Bettnässen

Bettnässen im Schlaf wird auch *Enuresis nocturna* genannt. Es ist höchst verbreitet und Millionen von Kindern leiden darunter. Bei der primären Form hatte das Kind seine Blasenentleerung noch nie unter Kontrolle, bei der sekundären Form war das Kind schon einmal für mindestens drei Monate sauber. Bis zum Alter von fünf sollte das Bettnässen nicht zu ernst genommen werden, sofern sich das Kind sonst ganz normal entwickelt. Rund 30 Prozent der 4-Jährigen nässen nachts noch ein; bei den 6-Jährigen sind es dagegen nur noch zehn Prozent. Bei den 12-Jährigen sind es drei Prozent und bei den 15-Jährigen ist es ein Prozent. Bis zum Alter von elf leiden etwa doppelt so viele Jungen darunter wie Mädchen. Es scheint eine familiäre Disposition dafür zu geben; wenn ein Kind darunter leidet, ist die Wahrscheinlichkeit groß, dass beide Eltern in ihrer Kindheit auch damit zu tun hatten.

WAS VERURSACHT BETTNÄSSEN?

Die genauen Gründe für eine *Enuresis nocturna* sind nicht bekannt. Bei der primären Form nimmt man an, dass die Blase und die Strukturen, die im Körper die Blasenentleerung und die Urinmenge regulieren, noch unreif sind. Sobald sich das Kind weiterentwickelt, hört das Bettnässen in der Regel auf. Die sekundäre Form geht oft auf psychische Faktoren oder eine Krankheit zurück. Einer der häufigsten Gründe für eine sekundäre Enuresis ist eine Infektion der Harnwege. An Harnwegsinfekte sollte man denken, wenn das Einnässen auch tagsüber vorkommt und Bauchschmerzen oder brennende oder stechende Schmerzen beim Wasserlassen bestehen. Auch Diabetes mellitus, Niereninsuffizienz und neurologische Störungen, die sich auf die Kontrolle der Blase auswirken, können der Grund für eine sekundäre Enuresis sein. Zu den psychischen Problemen, in deren Zusammenhang Bettnässen auftritt, gehören Stress, Scheidungen der Eltern und Trauerfälle. Ziehen Sie einen Arzt zurate, wenn Sie das Bettnässen Ihres Kindes beunruhigt.

WIE SOLL ICH MIT DEM BETTNÄSSEN UMGEHEN?

Wenn Ihr Kind bereits trocken war und auf einmal wieder nachts einnässt, sollten Sie einen Arzt konsultieren. Ihr Kind könnte unter psychischem Stress stehen oder eine Krankheit bekommen.

Wenn Ihr Kind bettnässt, obwohl es alt genug ist, um trocken zu bleiben, können diese Tipps helfen:

- Achten Sie darauf, dass Ihr Kind vor dem Einschlafen auf die Toilette geht.
- Geben Sie ihm eine Stunde vor dem Schlafengehen nichts mehr zu trinken.
- Wecken Sie es zu der Zeit auf, wo es normalerweise einnässt, und bringen Sie es zur Toilette.
- Windeln können für die Nacht ebenfalls hilfreich sein.
- Es gibt Geräte, die das Kind wecken, sobald ihr Sensor feucht wird. Dadurch soll das Kind die unangenehme Feuchtigkeit bewusst spüren.
- In manchen Fällen sind Medikamente sinnvoll (meist Imipramin oder Desmopressin). Ihr Arzt kann entscheiden, ob sie Ihrem Kind helfen können.
- Bestrafen Sie Ihr Kind nicht – sie oder er kann nichts dagegen tun. Seien Sie verständnisvoll und sprechen Sie nicht vor anderen über das Bettnässen. Haben Sie Geduld mit Ihrem Kind.

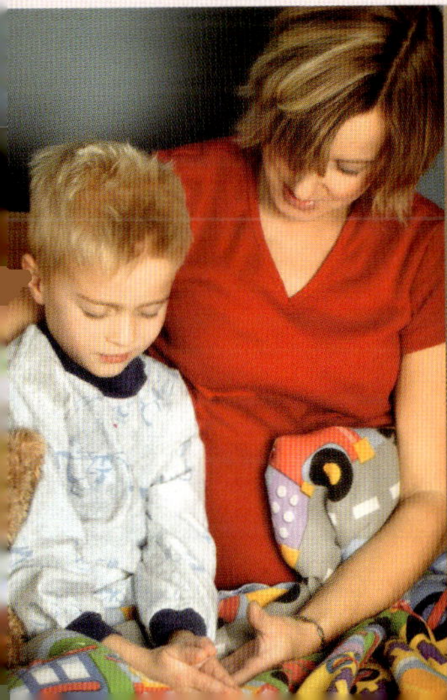

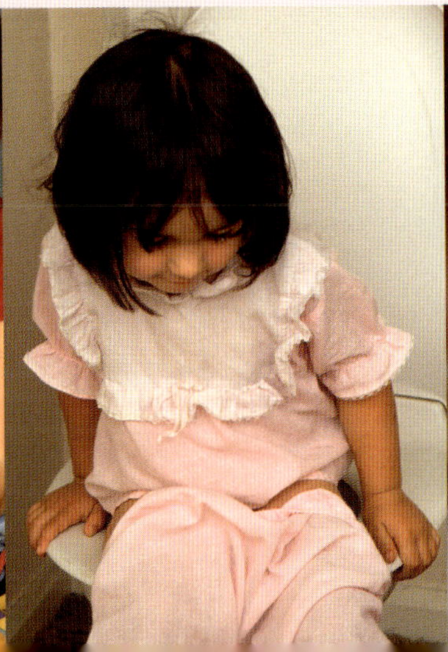

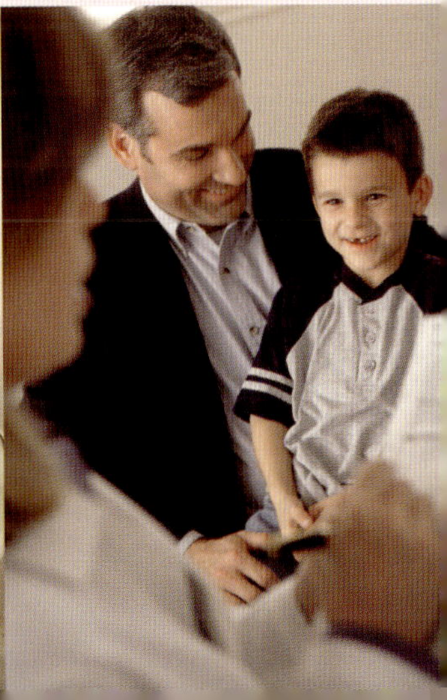

Ⓕ **Mein Kind schlafwandelt neuerdings. Kann ich etwas dagegen tun?**

Sie müssen sicherstellen, dass die Umgebung des Kindes sicher ist und es nicht auf die Straße oder durch eine Glastüre laufen kann. Vielleicht sind eine Alarmanlage oder kindersichere Schlösser an Türen und Fenstern nötig. Lassen Sie Ihr Kind nicht im Hochbett schlafen. Bemühen Sie sich um geregelte Schlafenszeiten. Wenn Ihr Kind sehr oft schlafwandelt oder vor allem dann, wenn es Kummer hat, können Medikamente und psychologische Beratung helfen. Führen Sie Ihr Kind zurück zu seinem Bett. Wenn es dabei aufwacht, ist das völlig ungefährlich.

Ⓕ **Mein Kind ist tagsüber ungemein schläfrig. Was könnte der Grund dafür sein?**

Zu den Ursachen für Tagesmüdigkeit gehören: Ihr Kind bekommt nachts nicht genug Schlaf, weil es oft aufwacht oder unregelmäßig schläft; es leidet unter einer Krankheit, die seinen Schlaf stört, oder unter einer Störung seiner zirkadianen Rhythmik, unter Narkolepsie oder einer seltenen anderen Form von Tagesmüdigkeit oder unter Schlafapnoe.

Ⓕ **Wie verbreitet ist Schlafapnoe bei Kindern?**

3–12 Prozent aller Kinder schnarchen regelmäßig, von diesen leiden 1–3 Prozent unter Schlafapnoe. Kinder mit bestimmten Entwicklungsstörungen, etwa dem Down-Syndrom, haben ein erhöhtes Risiko. Da die Kinder in unserer Gesellschaft immer übergewichtiger werden, könnte die Schlafapnoe ebenfalls häufiger auftreten.

Ⓕ **Welche Folgen hat eine Schlafapnoe in der Kindheit?**

Die Folgen können schwerwiegend sein. Eine Schlafapnoe kann das Herz und die Blutgefäße schädigen und die geistige Entwicklung beeinträchtigen, was zu Lernstörungen, Verhaltensproblemen (wie Hyperaktivität) und Aggressivität führen kann. Der wiederholte nächtliche Sauerstoffmangel kann bei Kindern drastische und weitreichende Auswirkungen auf die Entwicklung ihres Gehirns haben.

F Wie kann ich feststellen, ob mein Kind eine Schlafapnoe hat?

So gut wie jedes Kind mit Schlafapnoe schnarcht jede Nacht laut. Dabei sind auch schweres Atmen, Atempausen und Erstickungsgeräusche zu hören. Manche Kinder sind auch Bettnässer, schwitzen nachts und wachen mit einem trockenen Mund auf. Da Kinder oft tagsüber nicht müde sind, muss man besonders auf die anderen Symptome achten: zum Beispiel eine Verschlechterung in der Schule, Aggressivität, Hyperaktivität und morgendliche Kopfschmerzen. Eine schwere Schlafapnoe kann zu Gedeihstörungen führen. Wie auch bei Erwachsenen ist der sicherste Weg, eine Schlafapnoe zu diagnostizieren, die Beobachtung über Nacht in einem Schlaflabor. Befürchten Sie bei Ihrem Kind eine Schlafapnoe, dann sprechen Sie mit Ihrem Arzt darüber und lassen Sie Ihr Kind an einen Schlafmediziner überweisen.

F Wie wird die Schlafapnoe bei Kindern behandelt?

Die häufigsten Ursachen sind bestimmte Gesichts- oder Unterkieferformen sowie vergrößerte Mandeln oder Polypen. Die operative Entfernung der Mandeln oder Polypen wäre die erste Maßnahme; sie kann jedoch nur erfolgen, nachdem die gestörte Atmung Ihres Kindes fachgerecht untersucht wurde. Kieferorthopädische Maßnahmen oder eine Kieferoperation sind bei einer geringen Anzahl der Kinder nötig. Auch eine CPAP-Therapie kommt infrage (siehe S. 62–63) und übergewichtige Kinder müssen unbedingt abnehmen.

F Mein Kind schnarcht – ist das in Ordnung?

Seit neuestem steht fest, dass Kinder, die schnarchen, dabei schwer atmen. Das könnte sich negativ auf ihr Verhalten und ihre geistigen Leistungen auswirken. Wenn das Schnarchen Sie beunruhigt, weil es laut, störend und dauerhaft ist, konsultieren Sie einen Arzt.

VERSCHREIBUNGSPFLICHTIGE MEDIKAMENTE FÜR KINDER MIT SCHLAFSTÖRUNGEN

Allgemein können die meisten Schlafprobleme in der Kindheit durch Verhaltensänderungen wirksam bekämpft werden: Ein geregelter Ablauf vor dem Zubettgehen, der konsequent befolgt wird, und die Einführung fester Schlafens- und Aufwachzeiten gehören dazu. Die Eltern müssen sich verantwortlich fühlen und selbst etwas Disziplin aufbringen. In einigen Fällen sind jedoch auch Medikamente wie die unten aufgeführten angezeigt.

WIRKSTOFF	STOFFKLASSE	ANWENDUNGSGEBIET
Diphenhydramin	u. a. Sedativum	Beruhigung
Imipramin	Trizyklisches Antidepressivum	Enuresis, Depression, Nachtangst
Desmopressin	u. a. Antidiuretikum	Enuresis
Lorazepam	Benzodiazepin	Beruhigung
Zaleplon	Hypnotikum	Einschlafstörungen
Zolpidem	Hypnotikum, Sedativum	Beruhigung
Methylphenidat	Psychoanaleptikum	Narkolepsie, ADHS
Clomipramin	Trizyklisches Antidepressivum	Kataplexie, Depression, Enuresis

Schlaf-Wach-Muster bei Jugendlichen

(F) **Mein 15-jähriger Sohn bleibt abends lange wach und kommt morgens nicht aus dem Bett – ist er einfach nur ein Nachtmensch?**

Bei Heranwachsenden gibt es oft Schlafprobleme durch eine Verschiebung ihres Schlaf-Wach-Rhythmus. Zu der Verschiebung tragen bei: ein volles Tagesprogramm, viele Freunde, ein Computer und Fernseher im Zimmer, die bis in die Nacht hinein genutzt werden können, sowie wenig geregelte Schlafenszeiten durch Eltern, welche Schwierigkeiten haben, Grenzen zu setzen. Genetische Faktoren können natürlich dazu führen, dass manche Menschen einfach länger aufbleiben, aber man muss unterscheiden zwischen den Anlagen und Verhaltensweisen, die zur Verschärfung bzw. Entwicklung dieser Tendenz geführt haben.

(F) **Wann wird das lange Aufbleiben zu einem Problem?**

Bis spät in die Nacht hinein aufzubleiben, wird dann zum Problem, wenn es die Alltagsbewältigung am Tag beeinträchtigt. Wenn ein Jugendlicher nicht mehr zu normalen Zeiten schlafen kann und aufgrund des noch erhöhten Schlafbedarfs (9–10 Stunden) morgens schwer aus dem Bett kommt, die erste Schulstunde versäumt oder in der Schule einschläft, dann besteht ein Problem.

(F) **Könnte meine 15-jährige Tochter die Schlafrhythmusstörung DSPS haben?**

Meistens lautet die Antwort nein und die Phasenverschiebung geht auf bestimmte Gewohnheiten zurück: einen übervollen Tagesplan mit Schule, Hausaufgaben, Freunden usw. Für die Diagnose DSPS (siehe S. 76) müssen außerdem psychische und gesundheitliche Störungen ausgeschlossen werden.

F Woher weiß ich, ob mein Kind DSPS hat?

Grundsätzlich ist die Einschlaf- und Aufwachzeit bei Jugendlichen mit DSPS um drei bis sechs Stunden nach hinten verschoben, verglichen mit normalen Zeiten. Damit man von DSPS sprechen kann, muss die Störung mindestens einen Monat lang angehalten haben, und andere mögliche Ursachen für Tagesmüdigkeit müssen ausgeschlossen sein. Wenn Ihr heranwachsendes Kind unter DSPS leidet, wird sie oder er wahrscheinlich erst zwischen 2 und 6 Uhr morgens müde und steht zwischen 10 und 13 Uhr auf. Der Schlaf sollte nicht gestört sein. Normalerweise sind die Betroffenen vormittags nicht hungrig und wollen eher nachts vor dem Schlafengehen noch etwas essen. Wenn sie sich ausschlafen können, fühlen sie sich tagsüber frischer und wohler.

F Wie kann ich meinem 15-jährigen Sohn helfen, wieder ein normales Schlaf-Wach-Muster zu entwickeln?

Das Wichtigste ist, dass Sie nicht nur die Lebensführung Ihres Sohnes unter die Lupe nehmen, sondern auch überlegen, wie und wodurch Sie ihm helfen bzw. nicht helfen, geregelte Schlafens- und Aufstehzeiten einzuhalten. Sehen Sie sich seine Aktivitäten in der Schule und in der Freizeit an und notieren Sie sich, wann was gemacht wird. Versuchen Sie, seine Aktivitäten zu früheren Tageszeiten einzuplanen oder vormittags am Wochenende. Auch in diesem Alter, wie in jedem anderen, ist die Schlafhygiene äußerst wichtig. Entscheidend ist, morgens immer zur gleichen Zeit aufzustehen, aber wichtig ist auch, abends konsequent eine geregelte Schlafenszeit einzuhalten. Beides zusammen wird bei ihm eine gesunde zirkadiane Rhythmik in Gang bringen. Fernseher und Computer gehören nicht ins Schlafzimmer; gerade Jugendliche nutzen sie sonst meist übermäßig viel. Raten Sie Ihrem Sohn, abends kein Koffein (Kaffee, Cola) mehr zu trinken.

F Ist eine Lichttherapie bei DSPS sinnvoll?

Neben den allgemeinen Maßnahmen, die oben aufgeführt sind, kann eine Lichttherapie bei DSPS äußerst hilfreich sein. Sie sollte frühmorgens durchgeführt werden und helle Beleuchtung nach Sonnenuntergang sollte vermieden werden. Entfernen Sie Jalousien und Gardinen, die das Fenster verdunkeln, und platzieren Sie das Bett so, dass es möglichst in der Sonne steht. Besonders viel Helligkeit kommt morgens durch ein Ost- oder Südfenster herein. Im Winter sind Geräte zur Lichttherapie höchst wirksam; ein Gerät, das 2500 Lux abstrahlt, reicht meist aus. Wenn man sich dem Licht aussetzt, wird die Wirkung durch Bewegung und Sport noch verstärkt. Abends sollte helles Licht konsequent gemieden werden. Unter Umständen reicht bereits die Helligkeit eines Computermonitors, um eine Phasenverschiebung zu bewirken. Normalerweise gehen die Betroffenen zunehmend früher ins Bett, sobald sie regelmäßig der Morgensonne ausgesetzt sind.

F Gibt es neben der Lichttherapie noch weitere Behandlungsmethoden?

Unter fachmedizinischer Aufsicht kann auch versucht werden, die innere Uhr des Betroffenen um mehrere Stunden vorzustellen, sinnvollerweise zu einer Zeit (Ferien, Urlaub), wenn die Schule oder Arbeit nicht beeinträchtigt wird.

F Wie kann der neue Schlaf-Wach-Rhythmus beibehalten werden?

Wenn ein DSPS erfolgreich behoben ist, muss sich die Familie eine Strategie zurechtlegen, um die Einflüsse auszuschalten, die zu einer erneuten Phasenverschiebung führen würden. Gefährlich wird es vor allem am Wochenende und in den Ferien, wo einige durchwachte Abende und Nächte mit anschließendem Ausschlafen bis zum Mittag alle Bemühungen wieder zunichte machen können.

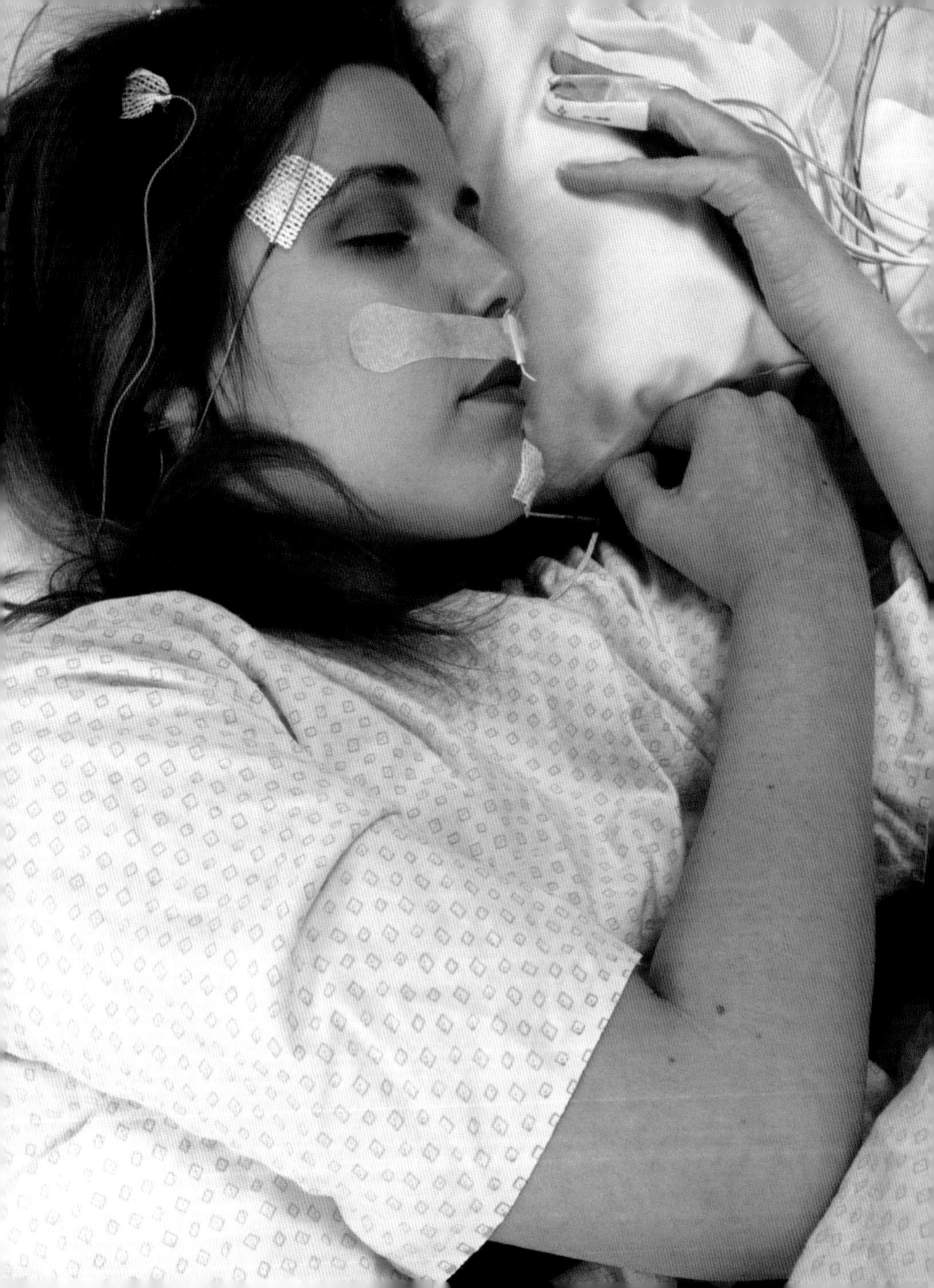

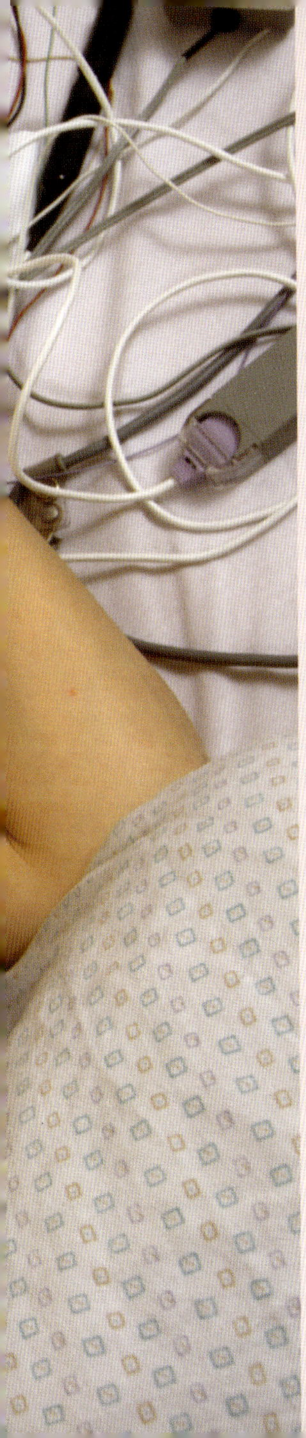

Tests und Behandlungs-methoden

Vielleicht haben Sie zu diesem Buch gegriffen, weil Sie oder Ihr Partner, Kollege, Kind oder Angehöriger unter einer Schlafstörung leiden. Doch liegt wirklich ein Schlafproblem vor? Wie wird das untersucht? Welche Tests werden angewandt, um eine Schlafstörung zu diagnostizieren? Welche Behandlungsmöglichkeiten bestehen? In diesem Kapitel finden Sie Antworten auf all diese Fragen.

Schlafprobleme untersuchen

(F) Wie spreche ich ein Schlafproblem gegenüber meinem Arzt an?

Die meisten Fachleute wissen heute über Schlafprobleme Bescheid und sind sich der Bedeutung eines gesunden Schlafs bewusst. Sie können es genauso ansprechen wie einen Schnupfen oder andere Beschwerden. Bei leichten Problemen kann ein Hausarzt oft helfen, Ihre Lebensführung und andere Einflüsse, die den Schlaf stören können, zu überprüfen. Bei komplexeren Beschwerden kann eine Überweisung zum Schlafspezialisten nötig sein.

(F) Wie geht man Schlafstörungen auf den Grund?

Dazu gibt es verschiedene Methoden. Bei Schlaflosigkeit weiß meist ein Psychologe Rat, bei schweren psychischen Problemen auch ein Psychiater; sie können die Gründe für Ihr Schlafproblem aufdecken. Menschen mit chronischen Schmerzen kann besonders gut in einer Schmerzklinik geholfen werden, wo das Problem auf verschiedenen Wegen angegangen wird. Bei Schlafproblemen bei Kindern sollte ein Kinderarzt oder ein Schlafmediziner, der Erfahrung mit Kindern hat, hinzugezogen werden.

(F) Wo werden Schlafstörungen untersucht?

Das kommt darauf an: Wenn der Verdacht auf eine Schlafapnoe besteht, müssen Sie vielleicht über Nacht zur Beobachtung in ein Schlaflabor; manchmal besteht auch die Möglichkeit, die nötigen Messgeräte mit nach Hause zu nehmen. Vermutet man eine Narkolepsie, sollten Sie sich ebenfalls in einem Schlaflabor untersuchen lassen, wo man auch die Tagesmüdigkeit testen kann.

DEN EIGENEN SCHLAF BEURTEILEN

Sie selbst wissen am besten, wie Sie schlafen. Beantworten Sie die folgenden Fragen, um Muster und Qualität Ihres Schlafs zu untersuchen. Die Fragen basieren auf dem Pittsburgh Schlafqualitätsindex, der erstellt wurde, um den Schlaf bei Erwachsenen zu beurteilen.

① Wann gehen Sie normalerweise zu Bett?

② Wie lange dauert es meistens, bis Sie einschlafen?

③ Wann stehen Sie morgens meistens auf?

④ Wie viele Stunden schlafen Sie im Durchschnitt pro Nacht (unabhängig davon, wie viel Zeit Sie im Bett verbringen)?

⑤ Wie oft leiden Sie unter diesen Schlafproblemen?

- Sie können innerhalb einer halben Stunde nach dem Schlafengehen nicht einschlafen.
- Sie wachen nachts/sehr früh auf.
- Sie müssen nachts zur Toilette.
- Sie bekommen schlecht Luft.
- Sie husten oder schnarchen laut.
- Ihnen ist kalt.
- Ihnen ist heiß.
- Sie haben einen Albtraum.
- Sie haben Schmerzen.
- Andere Gründe.

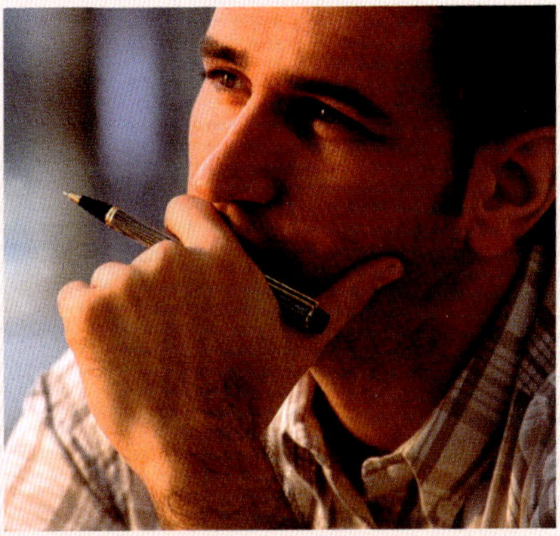

⑥ Nehmen Sie öfter Medikamente, um schlafen zu können?

⑦ Wie oft haben Sie Schwierigkeiten, beim Autofahren, bei gesellschaftlichen Anlässen oder beim Essen wach zu bleiben?

⑧ Wie schwer fällt es Ihnen, einmal begonnene Projekte zu Ende zu bringen?

Diese Fragen sollen Sie anregen, über Ihre Schlafgewohnheiten und ihren Schlaf nachzudenken. Wenn Sie eine Ihrer Antworten beunruhigt, konsultieren Sie einen Arzt.

Ⓕ Welche Schlafuntersuchungen gibt es?

Es gibt die unterschiedlichsten Untersuchungsmethoden für die vielen verschiedenen Schlafstörungen, die von Schlaf- und Lungenspezialisten diagnostiziert werden können. Besonders wichtig ist die Polysomnografie (PSG) in einem Schlaflabor; mit tragbaren Geräten kann der Schlaf auch zu Hause überwacht werden. Im Schlaflabor können auch der Multiple Schlaflatenztest (MSLT) und der Multiple Wachbleibetest (MWT, auch Multipler Wachhaltetest genannt) sowie Tests zum Grad der Wachheit und zur Reaktionsfähigkeit durchgeführt werden. Zu Hause wird die Aktigrafie angewandt und Sie können dort auch ein Schlaftagebuch führen und Fragebögen ausfüllen.

Ⓕ Was ist Polysomnografie (PSG)?

Die Polysomnografie ist die häufigste Untersuchungsmethode in einem Schlaflabor (siehe S. 14). Mit ihrer Hilfe können Schlafmediziner beurteilen, wie viel Sie geschlafen haben, wie Ihre Schlafqualität war und was während Ihres Schlafs abgelaufen ist. Gleichzeitig erhält man dabei Informationen über Ihre Atmung während des Schlafs und ungewöhnliche Vorkommnisse wie Bewegungsstörungen.

Ⓕ Was gehört alles zu einer Polysomnografie dazu?

Für eine allgemeine PSG müssen Sie über Nacht in einem Schlaflabor bleiben, zwei Nächte sind auch nicht unüblich. Das ist aber nicht so einschüchternd, wie es klingt, und völlig schmerzfrei. Meist schlafen Sie in einem Raum, der wie ein Schlafzimmer gestaltet ist. Jeder bekommt einen eigenen, schallgeschützten Raum. Die ganze Nacht sind Schwestern oder Techniker anwesend und achten auf Ihren Schlaf, sodass bei Problemen schnell Hilfe zur Hand ist. Morgens können Sie wieder nach Hause und Ihren normalen Tagesaktivitäten nachgehen.

F Gibt es Untersuchungen, die zu Hause durchgeführt werden können?

Ja. Viele Schlaflabors leihen tragbare Messgeräte an die Patienten aus, damit die Messungen zu Hause erfolgen können. Die Ergebnisse werden im Gerät gespeichert und bei der Rückgabe des Geräts am nächsten Tag von den Fachleuten des Labors ausgewertet. Es können hochempfindliche Geräte benötigt werden oder einfache Oxymeter, die nur einen Sensor am Finger erfordern. Manche Labore arbeiten mit Oxymetern in Verbindung mit Videoaufzeichnungen, um bestimmte Schlafstörungen festzustellen.

F Was ist ein Multipler Schlaflatenztest (MSLT)?

Mit diesem Test wird der Grad Ihrer Schläfrigkeit am Tag ermittelt. Idealerweise erfolgt er im Anschluss an eine nächtliche PSG. Sie werden gebeten, vier- bis fünfmal im Abstand von mehreren Stunden 20 Minuten lang zu versuchen, einzuschlafen, um anhand der Einschlafdauer festzustellen, ob Sie am Tag übermäßig müde sind. Am häufigsten wird der Test zur Diagnose einer Narkolepsie angewandt. Der Test wird in einem Schlaflabor durchgeführt. Die Daten werden wieder aufgezeichnet und von Spezialisten ausgewertet, die nach übermäßiger Müdigkeit forschen und die Einschlafneigung feststellen.

F Was ist ein Multipler Wachbleibetest (MWT)?

Mit diesem Test untersucht man die Fähigkeit einer Person, tagsüber wach zu bleiben. Er besteht aus 3–4 Phasen im Abstand von zwei Stunden, in denen der Patient gebeten wird, 20 Minuten lang in einem abgedunkelten Raum ohne Ablenkung sitzend wach zu bleiben. Idealerweise geht diesem Test eine PSG in einem Schlaflabor voraus. Den MWT wendet man oft an, um die Wirksamkeit der Behandlung bei starker Tagesmüdigkeit zu überprüfen, egal, welche Ursache sie hat. Wie der MSLT wird auch dieser Test mit einer PSG in einem Schlaflabor durchgeführt.

Ⓕ Wie wird mein Wachheitsgrad untersucht?

Durch Tests, die feststellen, ob man langweilige Aufgaben bewältigen kann, die Aufmerksamkeit und Konzentration erfordern. Es geht etwa darum, virtuelle Schiffe auf einem simulierten Radarmonitor zu beobachten. Ein Beispiel ist der OSLER-Test *(Oxford sleep resistance test)*, der im Schlaflabor zeigt, ob eine nennenswerte Schläfrigkeit besteht und die Wachheit beeinträchtigt.

Ⓕ Was ist Aktigrafie?

Bei der Aktigrafie wird die Bewegungsaktivität mit einem Gerät gemessen und aufgezeichnet. Mit ihrer Hilfe können Ruhe-, Schlaf- und Wachphasen genau vermessen werden. Meist wird sie eingesetzt, wenn eine Störung der zirkadianen Rhythmik festgestellt werden soll. Die Geräte sind unauffällig und leicht, man trägt sie am Hand- oder Fußgelenk. Im Schlaflabor werden die aufgezeichneten Daten ausgewertet, und man stellt objektiv fest, wie viel Zeit Sie über 24 Stunden geschlafen haben bzw. wach waren.

Ⓕ Was ist ein Schlaftagebuch?

Mit einem Schlaftagebuch können Sie Ihre Schlafgewohnheiten und -muster festhalten und Veränderungen beobachten (siehe S. 35–42). Es ist besonders sinnvoll bei zirkadianen Rhythmusstörungen, Schlaflosigkeit und Narkolepsie, bei denen die Lebensführung eine Rolle spielt.

Ⓕ Warum werden bei der Diagnostik von Schlafstörungen Fragebögen eingesetzt?

Fragebögen, wie Sie sie auch in diesem Buch finden (siehe S. 22–23, 57, 101–102), helfen Ihnen, konzentriert und strukturiert über Ihr Schlafproblem nachzudenken. Forscher benötigen Fragebögen, um sich einen Überblick über die Schlafsituation der Mehrheit der Menschen zu verschaffen, mit dem dann individuelle Befunde verglichen werden können. Sie sind also ein wichtiges Instrument, um Probleme einschätzen und Fortschritte beobachten zu können.

Behandlungsmethoden

Ⓕ Wie werden Schlafprobleme behandelt?

Die speziellen Therapiemöglichkeiten reichen von einer Umstellung der Lebensführung und des gewohnten Verhaltens über Gesprächstherapie, Medikamente, mechanische Therapien, Operationen und kieferorthopädische Eingriffe bis zur Lichttherapie und alternativen Therapien. Manchmal ist auch eine Kombination der Behandlungsmethoden nötig.

Ⓕ Was beinhaltet eine Umstellung der Lebensführung?

Wenn Sie Ihren Lebensstil verändern möchten, müssen Sie alltägliche Muster betrachten und sie verändern, wenn sie unerwünschte Auswirkungen haben. Zur Lebensführung gehören alle Faktoren, die Ihr Leben und Ihre Art, zu leben, bestimmen: z. B. Ernährung, Bewegung, Schlaf-Wach-Rhythmen, Arbeit, Freizeitgestaltung und Beziehungen. Dieses Buch kann nicht jeden einzelnen Aspekt abdecken, doch auf Seite 29 wurden einige davon besprochen.

Ⓕ Wie können Verhaltensmaßnahmen bei Schlafproblemen helfen?

Verhaltensmaßnahmen können sich günstig auf den Schlaf auswirken; dazu gehören: Schlafhygiene, Entspannungsübungen sowie Methoden, um hartnäckig wiederkehrende Gedanken beim Einschlafen zu vermindern. Solche Methoden sind etwa das kognitive Fokussieren, die Schlafrestriktion sowie die systematische Desensibilisierung.

Ⓕ Was ist kognitives Fokussieren?

Bei dieser Methode konzentriert man sich nachts bewusst auf angenehme Gedanken und Bilder, wenn man aufwacht. Sie ist hilfreich bei der Behandlung von Schlaflosigkeit, besonders wenn die Betroffenen wegen stets wiederkehrender negativer Gedanken Einschlafprobleme haben.

F Was ist Schlafrestriktion?

Diese Behandlung ist angezeigt, wenn Patienten unter Schlaflosigkeit leiden und zu viel Zeit im Bett verbringen, jedoch nicht genügend schlafen. Die Betroffenen gehen dann oft den einen Tag früh, den nächsten spät ins Bett, was letztlich zu einem gestörten, ungesunden Schlafmuster führt. Bei der Behandlung wird die Zeit, die die Person im Bett verbringt, um eine Stunde (anfangs eventuell auch um mehr) verkürzt; sie muss sich auch zu einer festen Zeit schlafen legen und aufstehen. Dadurch verfestigt sich ein gesundes Schlafmuster.

F Was ist die systematische Desensibilisierung?

Diese Therapieform ist hilfreich bei Menschen, deren Schlaflosigkeit mit Ängsten verknüpft ist und die Negatives mit dem Schlafengehen assoziieren. Die Betroffenen sollen auflisten, welche negativen Gedanken und Erfahrungen sie mit dem Einschlafen verbinden. Anschließend konzentrieren sie sich darauf, angenehme Gedanken und Bilder mit dem Schlafengehen zu verbinden, bis keine Ängste im Zusammenhang mit dem Schlaf mehr auftauchen.

F Welche Medikamente werden bei Schlafstörungen verschrieben?

Das richtet sich nach der Art der Störung, ob sie akut oder chronisch ist und ob sie überhaupt potenziell auf Medikamente anspricht oder nicht. Es gibt zahlreiche Medikamente, die auf unterschiedliche Weise auf das Gehirn einwirken. Bei kurzfristigen Störungen sind Benzodiazepine als Beruhigungs- und Schlafmittel verbreitet. Manche anderen Mittel, die Sie auch auf Seite 181 aufgelistet finden, werden ausschließlich zur Behandlung von starker Tagesmüdigkeit eingesetzt, z. B. Modafinil, während andere bei einer ganzen Reihe von Störungen wirken, etwa die trizyklischen Antidepressiva gegen Depressionen und Ängste. Levodopa wird auch gegen die Parkinson-Krankheit eingesetzt.

HÄUFIG VERSCHRIEBENE MEDIKAMENTE GEGEN SCHLAFSTÖRUNGEN BEI ERWACHSENEN

Es existiert eine Vielzahl an Medikamenten, die gegen die verschiedenen Schlafstörungen eingesetzt werden können. Ihre Ärztin oder Ihr Arzt kann Ihnen die unten aufgelisteten Medikamente nach einer klaren Diagnose verschreiben.

SCHLAFPROBLEM	WIRKSTOFF	STOFFKLASSE
Enuresis, Nachtangst, Depression	Imipramin	Trizyklisches Antidepressivum
Enuresis	Desmopressin	u. a. Antidiuretikum
Ruhelosigkeit	Lorazepam	Benzodiazepin
Einschlafstörungen	Zaleplon	Hypnotikum
Ruhelosigkeit	Zolpidem	Hypnotikum, Sedativum
Ein- und Durchschlafstörungen	Temazepam	Benzodiazepin
Narkolepsie	Modafinil	Psychoanaleptikum, Psychostimulans
Narkolepsie, ADHS	Methylphenidat	Psychoanaleptikum
Depression, Kataplexie, Enuresis	Clomipramin	Trizyklisches Antidepressivum
Depression	Sertralin	Antidepressivum (Serotonin-Wiederaufnahme-Hemmer)
Depression	Fluoxetin	Antidepressivum (Serotonin-Wiederaufnahme-Hemmer)
Restless-Legs-Syndrom	Levodopa	Parkinsonmittel
Restless-Legs-Syndrom	Pramipexol	Dopamin-Agonist

Ⓕ **Was gehört alles zu einer Gesprächstherapie?**

Es gibt verschiedene Methoden der Gesprächstherapie, darunter die kognitive Verhaltenstherapie. Sie gehört zu den effektivsten Psychotherapien und widmet sich ausschließlich den Bereichen, die den Patienten Probleme bereiten. Dazu gehören das Selbstwertgefühl, Ängste, Bewältigungsprobleme, Stimmungstiefs und selbstzerstörerisches Verhalten. In der Therapie benennt der Patient das Problem und gibt an, wie er sich in Bezug darauf fühlt (z. B. gestresst, voller Angst, depressiv). Dann wird das Gefühl rational hinterfragt. Sobald das geschehen ist und alternative Sichtweisen ins Spiel kommen, die weniger irrational sind, wird der Patient erneut gefragt, wie er sich in Bezug auf eine Bewältigung der Situation fühlt.

Ⓕ **Was gibt es für mechanische Therapien bei Schlafstörungen?**

Bei Atemstörungen, wie sie bei einer Schlafapnoe auftreten, werden Geräte eingesetzt, die für einen kontinuierlichen Überdruck in der Atemluft sorgen (CPAP-Therapie). Es gibt auch Bilevel-Geräte für Menschen mit Lungenfunktionsstörungen (siehe S. 62–63).

Ⓕ **Wie können kieferorthopädische Maßnahmen und Operationen bei Schlafstörungen helfen?**

Eine Operation, mit der z. B. eine Kieferfehlstellung korrigiert wird, kann Menschen mit Schlafapnoe helfen. Ein kieferorthopädisches Hilfsmittel sind individuell angepasste Gebissschienen (Mundschienen), die beim Schlafen den Unterkiefer nach vorne halten. Sie helfen bei Schlafapnoe, Schnarchen und Zähneknirschen.

Ⓕ **Was mache ich bei einer Lichttherapie?**

Mit einer Lichttherapie behandelt man zirkadiane Rhythmusstörungen und SAD (siehe S. 104–109). Man setzt sich dabei mit offenen Augen vor ein spezielles Licht. Lichttherapiegeräte können nicht durch andere Lampen ersetzt werden; sie sind z. B. über das Internet erhältlich.

(F) Gibt es wirksame alternative Therapien bei Schlafstörungen?

Es gibt dazu nur wenig wissenschaftliche Forschung und die Wirksamkeit der meisten komplementärmedizinischen Therapien ist nicht belegt. In manchen Fällen können Kräuterheilkunde, Homöopathie, Akupunktur oder auch Reiki und Hypnose jedoch durchaus hilfreich sein – allein oder ergänzend zu schulmedizinischen Therapien angewandt. Ihr Einsatz ist wahrscheinlich am sinnvollsten, wenn es um Stressreduktion und Angstbewältigung im Zusammenhang mit ungesunder Lebensführung geht.

ENTSPANNUNGSTECHNIKEN ZUM EINSCHLAFEN

Es gibt zahllose Entspannungsmethoden, aus denen Sie sich diejenige aussuchen sollten, die Sie am ehesten anspricht. Manchen Menschen hilft Meditieren, andere genießen Tai-Chi oder Yoga. Oft bieten auch Volkshochschulen gute Entspannungskurse an. Wenn Sie unter hoher Muskelanspannung leiden, hilft Ihnen vielleicht die Progressive Muskelentspannung nach Jacobson: Dabei entspannen Sie Schritt für Schritt alle Muskelgruppen Ihres Körpers. Sie liegen dabei auf dem Rücken mit geraden Beinen und Armen. Ihre Augen sollten geschlossen sein. Üben Sie 30–60 Minuten, je nachdem, wie verspannt Sie sind. Sie spannen dabei eine Muskelgruppe nach der anderen kurz an und lassen sie dann schnell los; im Anschluss daran entspannen Sie sie noch einige Minuten. Beginnen Sie mit den Füßen und arbeiten Sie sich nach und nach durch An- und Entspannen aller Muskeln bis zum Kopf hoch.

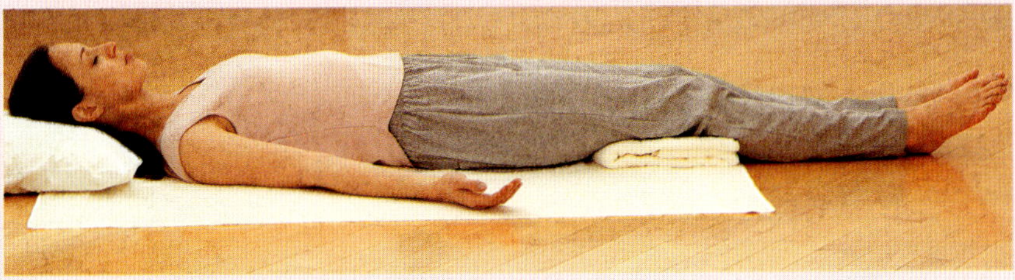

Nützliche Adressen

www.schlaf.de
Ein Informationsportal rund um das Thema Schlafen (gesunder Schlaf, Schlafstörungen, Träume usw.). In der Adressdatenbank finden Sie Ärzte, Schlaflabore und Kliniken, Selbsthilfegruppen, Fachgesellschaften, Verbände etc.

Im Internet finden Sie einige Selbsthilfeorganisationen. Sie bieten oft auch Online-Foren zum Erfahrungsaustausch an:

www.schlafgestoert.de
Wissenswertes rund um Schlafstörungen und ihre Therapien.

Schlafapnoe e.V.
Am Burgholz 6
D-42349 Wuppertal
Tel.: 0202 408917
Fax: 0202 4087646
www.schlafapnoe-online.de
Die Homepage informiert rund um die Themen Schnarchen, Schlafstörungen und Schlafapnoe. Der Verein führt außerdem eine Online-Datenbank, in der Sie Schlafmediziner, Schlaflabore, HNO- und Zahnärzte, Selbsthilfegruppen etc. in Ihrer Nähe finden:
www.schlafportaldeutschland.de

Deutsche Narkolepsie Gesellschaft e.V.
Wilhelmshöher Allee 286
D-34131 Kassel
Tel.: 0561-40090704
Fax: 0561-40090706
www.dng-ev.org

Österreichische Narkolepsie Gesellschaft ÖNG
Schillerstraße 16
A-5700 Zell/See
Tel.: 06542-74416
www.narkolepsie.at

Schweizerische Narkolepsie Gesellschaft
Magnenette 69
CH-1350 Orbe
Tel.: 024-4412030
www.narcolepsy.ch

www.kindergesundheit-info.de
Das Online-Portal der Bundeszentrale für gesundheitliche Aufklärung (BZgA) zur Förderung einer gesunden Entwicklung von Kindern und Jugendlichen. Bietet Eltern Rat und Hilfe, nicht nur zum Thema Schlafprobleme.

Deutsche Gesellschaft für Schlafforschung und Schlafmedizin (DGSM)
c/o HEPHATA-Klinik
Schimmelpfengstraße 2
D-34613 Schwalmstadt-Treysa
www.dgsm.de
Fachgesellschaft für die Erforschung des Schlafes und seiner Störungen sowie der klinischen Diagnostik und Therapie von Schlaf-Wach-Störungen. Angeboten werden u.a. Listen von anerkannten schlafmedizinischen Zentren, Selbsthilfegruppen und Literaturhinweise.

Die **Deutsche PsychotherapeutenVereinigung** bietet eine Online-Datenbank, in der Sie Therapeutinnen und Therapeuten in Ihrer Nähe suchen können, die z.B. auf Schlafstörungen oder Depressionen spezialisiert sind:
www.psychotherapeuten-liste.de

Der **Psychotherapie-Informations-Dienst (PID)** des Berufsverbandes Deutscher Psychologinnen und Psychologen bietet ebenfalls eine Online-Datenbank mit Therapeutinnen und Therapeuten sowie telefonische Beratung bei der Therapeutensuche (Tel.: 0228-746699):
www.psychotherapiesuche.de

Register

Über die Autorin

Dr. Renata L. Riha ist Fachärztin für Schlafmedizin und Allgemeinmedizin am Klinikum Royal Infirmery in Edinburgh und lehrt als Dozentin an der Universität von Edinburgh. Sie studierte an der Universität von Queensland Medizin; ihre Facharztausbildung für Schlafmedizin und Lungenheilkunde absolvierte sie ebenfalls in Australien. Sie ist Mitglied des Royal Australasian College of Physicians sowie des Royal College of Physicians of Edinburgh und forscht nicht nur auf dem Gebiet der Schlafmedizin, sondern organisiert und leitet auch Fortbildungen am Department of Sleep Medicine des Royal Infirmery.

Dank der Autorin

Ich möchte meinen Freunden und meiner Familie für ihre Kommentare zum Buch danken, besonders Dr. Heather Engleman. Mein Dank geht auch an die Kollegen der Schlafmedizinischen Fakultät der Universität von Edinburgh für ihre Unterstützung und Anregungen und für die Zustimmung zur Veröffentlichung der Vorlage für das Schlaftagebuch.

Dank des Verlages

Dorling Kindersley dankt Ann Baggaley für die Lektoratsassistenz, Isabel de Cordova und Kathryn Wilding für ihre Hilfe bei der Gestaltung und Jo Walton für die Hilfe bei der Bildrecherche.

Bildnachweis

Umschlag vorne: Corbis/Larry Williams (ul); Pete Leonard/zefa (ur); Getty Images/Mel Yates (mu); **Umschlag hinten:** Alamy Images/Gary Conner/Phototake Inc. (or); Corbis/Jim Cummins (mo); LWA-Dann Tardif/zefa (ol); **Alamy Images:** Design Pics Inc. 165l; eStock Photo 73 (or); Jennie Hart 165 (m); Martin Lladó//Gaia Moments 159 (or); PHOTOTAKE Inc. 63; plainpicture GmbH & Co. KG 131 (mu); Purestock 139 (l); Stock Image/Pixland 136; Stockbyte Platinum 51, 66, 128; Stockbyte Silver 131 (u); **Corbis:** Paul Barton 116; Joe Bator 159 (ml); Dana Hoff/Beateworks 33 (ur); Kevin Dodge 112 (ul); FURGOLLE/Image Point FR 86; Rob Lewine 165 (r); Roy Morsch 7 (ur); Jose Luis Pelaez, Inc. 131 (mo), 158; David Pollack 52; David Raymer 101; Norbert Schaefer 7 (ul), 111, 152; Anne-Marie Weber 142; Larry Williams 175; A. Inden/zefa 8; Ajax/zefa 112 (um); G. Baden/zefa 30; Gulliver/zefa 36; Mika/zefa 20, 105 (um), 122; Ole Graf/zefa 105 (ul außen); Studio Wartenberg/zefa 33 (ur außen); Tim O'Leary/zefa 7 (um), 48; **Getty Images:** 82; Britt Erlanson 150; Flying Colours 6 (ul), 153 (l); Jason Hetherington 73 (ol); Jonah Light Photography 144; Jonathan Kirn 26; Yoav Levy 6 (um), 172; Barbara Maurer 153 (r); Antonio Mo 46; Steven Peters 75; Andreas Pollock 33 (ul außen); Martin Poole 159 (ol); Jake Fitzjones/Red Cover 33 (ul); Bill Robinson 156; Lauri Rotko 2; Alan Thornton 105 (ur außen); Ross Whitaker 6 (ur), 149, 159 (mr); Mel Yates 40; Yellow Dog Productions 29; **Masterfile:** Chad Johnston 138; **PunchStock:** 23 (r), 23 (l); **Images courtesy of Respironics. Inc. and its affiliates, Murrysville, PA:** 62 (ml außen), 62 (ml), 62 (ul); **Science Photo Library:** BSIP Laurent 14; BSIP, Laurent/LAETICIA 107; Gusto 139 (r); Lea Paterson 131 (o); Cristina Pedrazzini 112 (ur)
Alle anderen Bilder © Dorling Kindersley
Weitere Informationen unter www.dkimages.com

Die Tipps zur Schlafhygiene bei Kindern (S. 152–153) gehen mit freundlicher Genehmigung des Elsevier Verlags zurück auf: Sheldon, Stephen H. et al., *Principles and Practice of Pediatric Sleep Medicine*, Philadelphia 2005, S. 133.